本当のたばこの話をしよう

毒なのか薬なのか

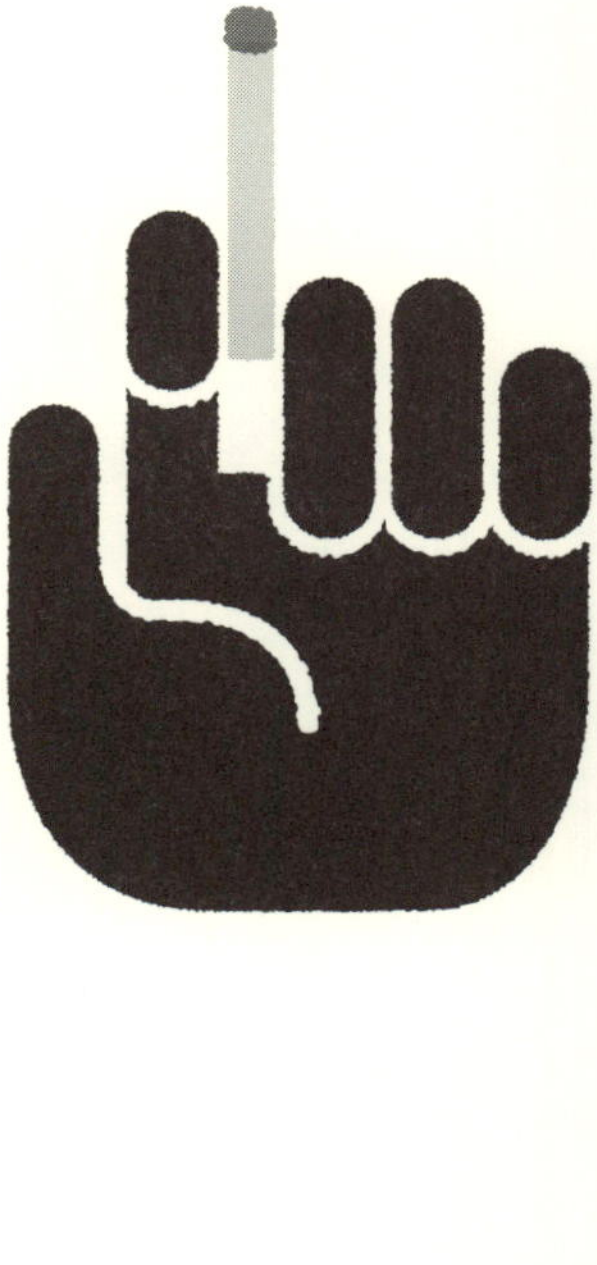

国立がん研究センター
片野田耕太
Katanoda Kota

日本評論社

はじめに

たばこをめぐる議論は必ず炎上するといわれます。ここ数年間だけでも、受動喫煙をめぐってさまざまな事件が新聞、テレビ、インターネット上をにぎわせました。国立がん研究センターとＪＴとのバトル、国会議員による「がん患者は働かなければいい」発言、同じく国会議員による「いいかげんにしろ」ヤジ事件、新宿ベルク炎上（店が禁煙じゃなかったとツイートしたお客さんに店長がかみついてフェミニズム問題にまで発展した事件）など、記憶されている方も多いでしょう。路上や飲食店での喫煙、家庭、近所での喫煙場所をめぐるトラブルを含めると、たばこをめぐる事件が毎日起こっているといっても過言ではありません。とかくモメごとの種であることは、たばこがそれだけ矛盾に満ちた存在であるということを物語っています。

本書は、たばこをめぐる矛盾や素朴な疑問に対して、可能な限り科学的な回答を試みたものです。あくまで可能な限りですので、すべての矛盾や疑問に対してクリアな回答ができているわけではありません。ただ、これまで多く出されているたばこに関する書籍が、愛煙派、嫌煙派のどちらかの立場から書かれることが多かった中で、本書は科学的な視点を貫いています。そういう意味で、本書はたばこを吸う人にも吸わない人にも、すんなり入っていただけるのではないかと思います。

「第1部　たばこを吸う人の話」では、たばこを吸う人がいだきやすい素朴な疑問に答えています。たばこを吸っているのに長生きする人がいるのはなぜか、たばこを吸っても平気な遺伝子があるか、たばこはストレス解消になるのかなど、たばこ談義でよく出る疑問について、科学的にはどのような回答になるかを紹介します。たばこを吸う人の話ですので、どうしても体に悪い（あるいは禁煙したほうがよい）という話が出てきてしまいますが、本書では少し社会学的な視点に立って、たばこを吸う人のプライドやアイデンティティの問題についても取り上げています。喫煙者の方もどうか気を悪くされずおつきあいいただければ幸いです。

「第2部　たばこを吸わない人の話」では、受動喫煙の健康被害がなぜ人々に知られていないかを歴史的に検証しています。受動喫煙の健康被害は、平山雄《ひらやまたけし》という日本人が世界で初めて発表したものです。彼の研究をはじめ、受動喫煙の健康被害がたばこ産業によってどうゆがめられ、隠されてきたかを、たばこ企業の内部文書から明らかにします。そして、巨大なたばこ産業を相手に、たばこを吸って病気になった人、あるいは他人のたばこの煙を吸わされて病気になった人がどう立ち向かってきたかを、訴訟の歴史で振り返ります。吸わない人の話というタイトルではありますが、ぜひ喫煙者の方にも読んでいただきたいところです。

「第3部　社会全体の話」では、このような矛盾に満ちたたばこを社会としてどう扱うべきかについて、世界の状況、そしてガラパゴス日本の状況を紹介しながら考えます。ここ数年世間をにぎわせた受動喫煙防止の法制化（改正健康増進法）の顛末についても、お金と社会構造の問題とをからめながら考察しました。最後に「たばこのこれから」として、加熱式たばこなどの新型たばこの問題についても触れています。

「必ず炎上する」といわれるたばこ問題。炎上するということは、みんなたばこに何らかの思い入れや意見をもっているということです。たばこに対する意見はひとそれぞれで、炎上はそれらの意見の対立にすぎないわけですが、ひょっとすると、その背景に大きな誤解や勘違いがあるかもしれません。そしてその誤解や勘違いは、偶然生まれたものではないのかもしれないのです。たばこを科学の眼でみなおすことで、みなさんのたばこに対する考え方も変わるかもしれません。まずはお手にとっていただき、興味のあるところから読みはじめていただければと思います。

目次

第2部 たばこを吸わない人の話

第3部 社会全体の話

5. たばこのこれから　187

第1部

たばこを吸う人の話

1. たばこを吸っても長生きする人がいるのはなぜか

たばこが吸える＝元気の証？

「今日も元気だ　たばこが　うまい！」

これは今から約60年前、1957年のたばこ広告のキャッチコピーです。ねじり鉢巻きをした中年男性が耳にたばこをはさんでニッコリ笑っているデザインでした。同じころ、米国では白衣を着た医師がたばこを吸っている姿が医学雑誌のたばこ広告に使われていました（図1－1）。たばこが健康の象徴のように宣伝されていた時代があったというのは驚きでしょう。しかし、今でも「うちのおじいちゃんはたばこを吸っているのに90歳でも病気知らずで元気」などという話はよく耳にします。たばこを吸っている人としては、たばこは病気と関係ない、と信じたい気持ちがあるでしょうし、実際自分が健康であればそう信じるのも無理はありません。では、本当のところはどうなのでしょうか。

図１－１　1949年のたばこ（Camel：キャメル）の広告

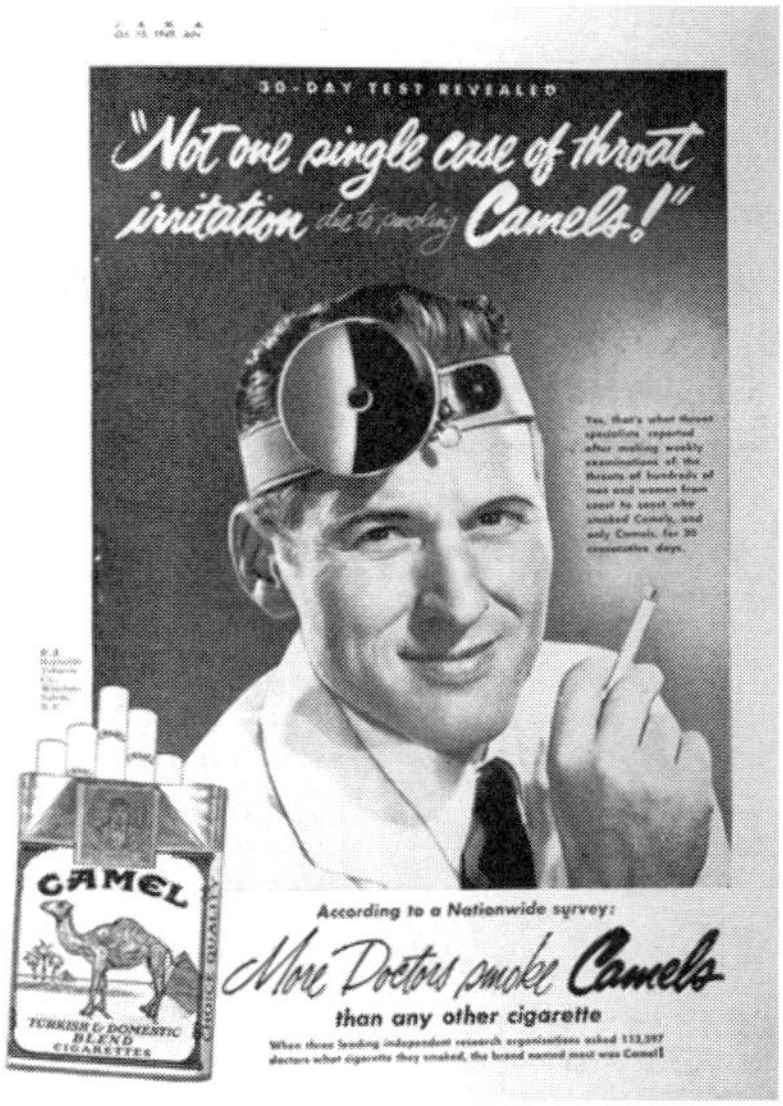

出典：http://tobacco.stanford.edu/tobacco_main/subtheme.php?token=fm_mt021.php

次ページの図１－２はたばこを吸う人と吸わない人の寿命のカーブを示しています。男性でも女性でも喫煙者のカーブが下にある、つまり早く亡くなっているのがわかります。寿命に換算するとたばこを吸う人は吸わない人より10年近く短くなることがわかっています。食事や運動など、病気と関連する生活習慣はいろいろありますが、寿命にこれほどはっきりと影響が出るのはたばこだけです。

では、たばこを吸っていても元気で長生きしている人がいるのはなぜでしょうか。それは、

図1－2　喫煙者と非喫煙者の寿命カーブ

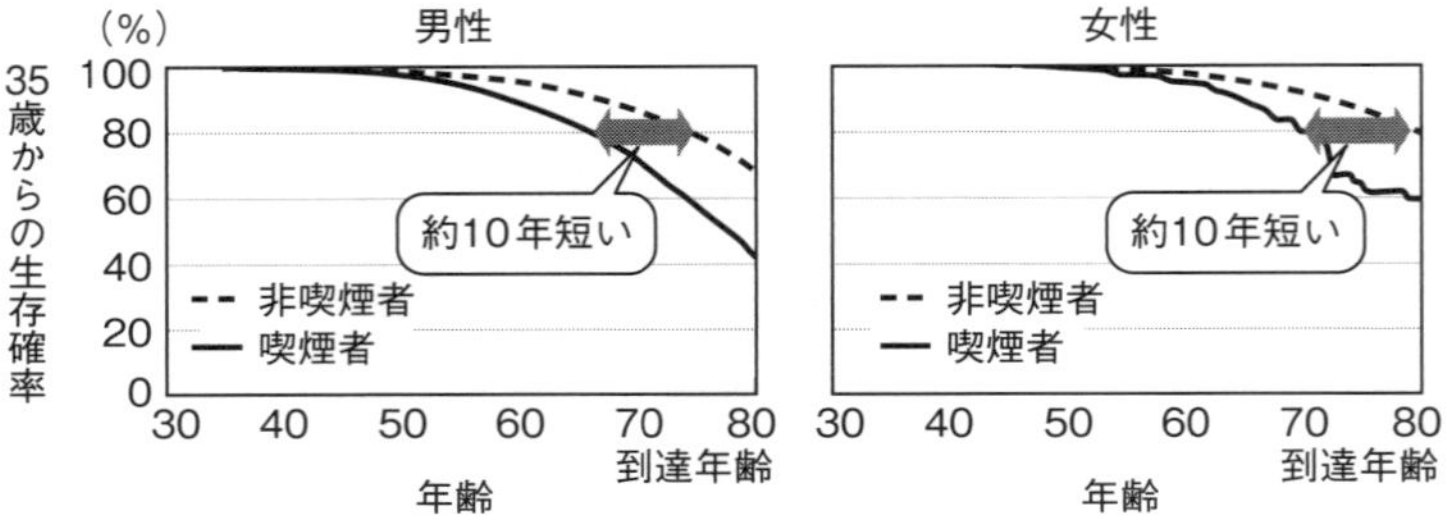

注：女性の喫煙者のグラフが不安定なのは人数が少ないため
出典：BMJ 2012, 345: p.e7093

これらのデータがあくまで「平均」しか示していないからです。言うまでもなく寿命は一人一人違いますので、たばこを吸う人でも長生きする人がいますし、吸わない人でも早死にする人がいます。そこでたくさんの人のデータを集めて平均的な寿命を出してみると、たばこを吸う人のほうが10年早く死んでいた、というのがデータの意味することです。

平均的な値は全体の真ん中あたりで、その周りにデータがばらついています。中には大きく外れている値があって、それがたばこを吸っていても長生きする人という形で現れます。

たばこを吸う方はここで安心するかもしれませんが、ちょっと待ってください。データは寿命が短いほうにもばらついていますので、たばこを吸う人の中には10年よりもっと早く死ぬ人がたくさん含まれています。宝くじで当たった人がいると目立つので自分も当たるような気になりますが、あくまで例外は例外です。実際は当たる確率は非常に低く、ほとんどの人はハズレくじ、たばこでいえば早死にするほうを引くことになります（多くの場合、早死にするだけではなく、亡くなる前に病気になって普通の生活が送れなくなります。これについては後で触れます）。平均して寿命が10年短い、というのは結構重い話なのです。

寿命＝運？

そうはいっても寿命なんて結局は運だろう、と思われる人も多いでしょう。確かにそういう側面はあります。実際、研究者の中にも、運について本気で議論をしている人たちがいます。２０１５年に『サイエンス』という有名な科学誌に「がんの大部分は悪運（bad luck）が原因」という論文が載って騒ぎになりました。がんは体を作る細胞の遺伝子が変異する（正常でなくなる）ことで起こる病気ですが、この論文によると生活習慣や親からの遺伝などで生じる遺伝子の異常ではがん全体の3分の1しか説明できず、大部分はランダムに生じているというのです。

しかしその後、別の何通りかの方法で推定すると、がんの7割から9割が外的要因、つまり喫煙や肥満、感染などで生じる、という反論が出されました。7割〜9割という数字は、ハーバード大学のグループが１９９０年代に求めた割合（85％）とも一致します。悪運の部分はあるかもしれませんが、原因がわかっている部分のほうが圧倒的に多い、というのが現在のがんの分野でのコンセンサスです。

たばこを吸っても平気な遺伝子？

たばこを吸っても病気になりにくい遺伝子がある、という説もあります。そういう遺伝子を持った人が日本人に多いのではという仮説もありました。実際、日本人は長寿ですし、たばこを吸っても長生きの人がいます。欧米人では喫煙によって肺がんのリスクが10倍以上になりますが、日本人では4～5倍程度です。日本人のほうが1日の喫煙本数が少ないことも理由の一つですが、同じ本数で比較しても日本人のほうが肺がんのリスクは低くなります。

実は、たばこを吸っても病気になりにくい人がいるのではないかという説は、たばこ産業（日本のJT＝日本たばこ産業、米国のフィリップモリスなど）がお金を出した研究から多く報告されています（この問題については後で詳しく述べます）。

たばこに含まれるニコチンを分解する「CYP2A6」という酵素があります。この酵素が働きやすいと、血液中のニコチンの分解スピードが速いため、すぐに次のたばこを吸ってニコチンを補いたくなります。実際、「CYP2A6」が働きやすい人は1日の喫煙本数が多いことが知られています。さらにこの酵素は、たばこに含まれるニトロソアミンと呼ばれる発がん物質を活性化することも知られています。つまり「CYP2A6」が働きやすい人は、より多くたばこを吸いたくなり、がんにもなりやすいことになります。

この酵素の働きを人種別に調べた研究では、白人、黒人、韓国人、日本人の順でこの酵素が働きやすい人が多い（日本人は酵素が働きにくい人が多い）ことが示されています（ただし、この研究はJTとフィリップモリスからお金をもらって実施されています[1]）。この結果は、先ほど紹介した、同じ喫煙者でも日本人のほうが欧米人より1日の喫煙本数が少なく、肺がんのリスクが低い、という結果とも整合性がとれています。

この酵素の働きやすさは親からの遺伝で決まっていて、一人一人違うものです。となると、もし自分の遺伝子を調べて、酵素が働きにくいほうだったら、たばこを吸っても大丈夫なのでしょうか。そう簡単にはいかない、というのが悲しいところです。公的な研究資金で実施されたある研究は、「CYP2A6」の働きが弱いと同じ喫煙量でも肺がんのリスクが約3分の2になると報告しています[2]。

日本人の場合、喫煙で肺がんリスクは約4～5倍になりますから（欧米人では10倍以上）、仮に3分の2になったとしても非喫煙者の3倍近いリスクがあることになります。発がん物質が体の中で活性化され、実際に病気のがんに至るプロセスは非常に複雑で、この酵素だけで説明できない部分がたくさんあるのです。そもそも、たばこの煙には約70種類の発がん物質が含まれていますので、一つ二つ防いでも焼け石に水という部分もあります。さらに、たばこはがん以外の病気も引き起こしますので、仮にがんにならなくても他の病気になりやすいのは変わりません。[3]

「がん家系」という言葉もよく耳にしますが、がんの原因のうち、親から子へ遺伝するタイプのもの（いわゆる遺伝病）は全体の５％程度だと言われています。

Column 喫煙率が下がっても肺がん死亡率が増えるワケ

「喫煙率やたばこの消費量が減っているのに肺がん死亡率が増えている、だからたばこは原因じゃない」テレビやネットでは、このような情報が出回っていますが、本当なのでしょうか。答えは「いいえ」です。図は、そのカラクリを示したものです。確かに一昔前は、たばこ消費量や男性喫煙率が減少しているのに肺がんの死亡率が増加していました。しかし、約30年ずらせばたばこ消費量の減少と肺がんの減少はきれいに一致しており、たばこと肺がんとの関連がそれだけ強いことを逆に示しています。冒頭の説は、図のようにグラフの一部を切り取って印象を操作しようとしているデマなのです。

「肺がんで死亡する人は減っているが、肺がんになる人（罹患）は減っていない」

図1－3　たばこの消費が減るのに肺がん死亡率が増える理由

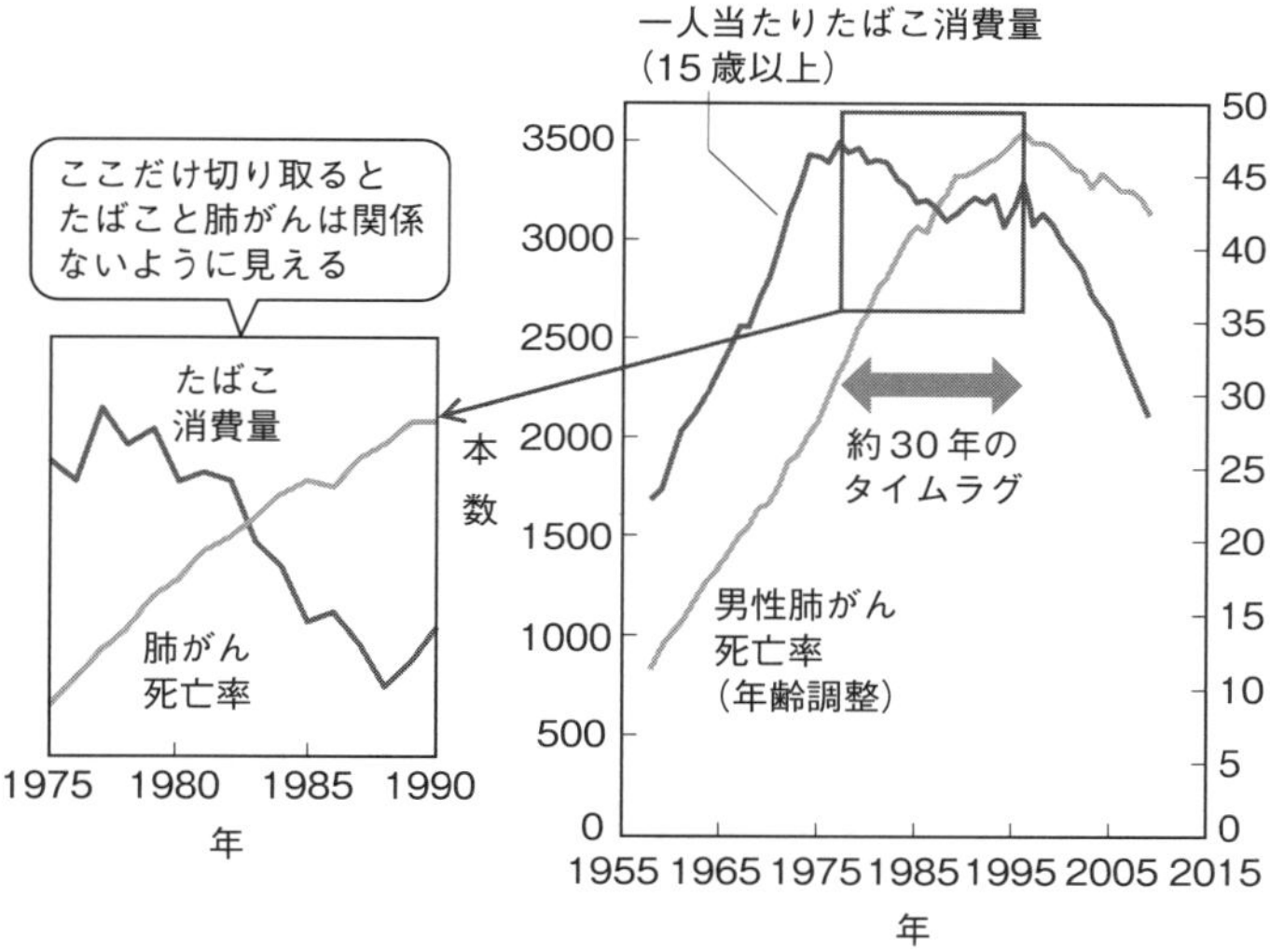

出典：たばこ消費量：厚生労働省最新たばこ情報（http://www.health-net.or.jp/tobacco/product/pd070000.html）
肺がん死亡率：国立がん研究センター「がん情報サービス」（http://ganjoho.jp/reg_stat/statistics/dl/index.html）

という説も耳にします。これについても、喫煙とより関連が強いタイプの肺がんに限ると、たばこ消費量が減少し始めてから約30年後に肺がんになる人はきちんと減り始めています。

時系列のグラフを比較しても見かけ上の関係しかわかりません。もっと根本的な問い「たばこがその病気の原因（の一つ）になっているのか？」に答えるためには、より科学的かつ総合的なアプローチをとる必要があります。その手法については第2部の1章で詳しく紹介します。

2. たばこを吸う医者やスポーツ選手がいるのはなぜか

ストレス解消になる?

1章で紹介したように、昔は医師がたばこの宣伝に使われていました。かつては多くの医師がたばこを吸っていましたし、看護師も喫煙率が高い職業として有名でした。たばこの効用として、ストレス解消になる、というのはよく言われていることです。医師も看護師もストレスの大きい職業ですし、医師の中でも外科医の喫煙率がいまだ高いのは、手術後に一服してストレス解消、というイメージと一致しています（実際は泌尿器科、耳鼻咽喉科、精神科も高い）。外回りの営業などされている方もその気持ちがわかるかもしれません。では、たばこがストレス解消になるというのは本当なのでしょうか。

たばことストレスの関係について、セルフメディケーション（self-medication）仮説というものがあります。たばこを吸う人はストレスを解消するための薬（medication）としてたばこを吸っているのだ、というものです。実際、たばこを吸う人になぜたばこを吸うか尋ねると、半数近くの人が「ストレス解消」と答えます。

では、このストレスはどこから来ているのでしょうか。実はたばこから来ているというのがその答えです。

ストレスの原因はさまざまで科学的な検証は難しいのですが、喫煙者のストレスについては詳しく調べられています。その結果、たばこに含まれる「ニコチン」が喫煙者のストレスの大きな原因であることがわかっています。たばこに含まれる「ニコチン」には強い依存性があります。その依存性はコカインなどの違法薬物に匹敵すると言われています[3]。たばこを吸えない状態がしばらく続くと血液中のニコチン濃度が下がり、イライラ、落ち着かないなどのいわゆる禁断症状が現れます。喫煙者はこのイライラを「ストレス」と感じ、それをたばこを吸うことで解消しているのです。

では、喫煙者がたばこをやめるとストレスはどうなるのでしょうか。もしたばこのニコチンがストレスの原因なら、禁煙すればそのストレスから解放されることになります。逆にもしニコチン以外にストレスの原因があったとしたら、たばこをやめてもストレスは変わらないはずです。結果は、禁煙した後のほうが一致してストレスのレベルが下がっていました。やはりたばこの方にストレスの原因があったというわけです。

話は変わりますが、「ストレスの父」と呼ばれる研究者がいます。ハンス・セリエという ハンガリー系カナダ人の生理学者で、「ストレス」という研究分野そのものを作った人物です。この研究者が、たばこ産業から莫大なお金を受け取っていたことが内部文書で明らかにされました。[4] たばこ産業は、たばこに何か「良い面」があることを科学的に示したいと考え、「ストレス解消」や心理、行動面への影響に注目したのです。そこでストレス研究の第一人者であるセリエに接触し、研究費を提供したり、訴訟でたばこ産業に有利な証言をするよう働きかけたりしました。ハンス・アイゼンクというドイツの著明な心理学者[*1]も、たばこより「ストレス」や「性格」が病気の原因だと主張しましたが、のちにたばこ産業から巨額のお金を受け取っていたことが暴露されました。[5]

ある自治体の市長さんが「たばこは薬物」と発言して物議をかもしたことがありましたが、たばこ会社も、たばこは薬物ではなく「嗜好品」だと（公には）みなしています。「嗜好品」という言葉は、たばこ会社が裁判でもよく使ってきた言葉です。この言葉には喫煙者が自分の意思でたばこを吸っているというニュアンスが込められており、たばこを売る側にとって非常に都合のよい言葉です。喫煙者が自ら望んで健康に悪い行動をとっているのだから、それを売ったたばこ会社に責任はないと主張できるのです。米国でもたばこ会社はたばこの依存性を公には決して認めていませんでしたが、内部文書によってたばこ会社の幹部が「ニコチンという依存性薬物のビジネスを行っている」というメモを残していたことが暴露されました[6]。

集中力向上？

たばこで集中力が向上する、という説もあります。実際、ニコチンが反応時間、短期記憶、作業記憶などを一時的に向上させるという研究があります。ネズミを使った実験では、ニコチンが作業記憶の向上につながる脳内メカニズムが提唱されています。世界アンチ・ドーピング機構（WADA）は、ニコチンを禁止物質には含めていませんが、興奮薬として監視プログラム（禁止されていないが乱用をモニターする物質のリスト）に含めています（カフェインも同様[7]）。

日本でも体操のオリンピック選手が喫煙者であることを公言したということが話題になりましたが、誰よりも集中力が必要な一流スポーツの世界でたばこが役に立つことがあるのでしょうか。

フィンランドの研究で、オリンピック選手の喫煙状況を真面目に調べたものがあります。喫煙率（スナフまたはスヌースと呼ばれる無煙たばこを含む）は技術系（skill-based）の選手で最も高く、持久系（endurance）の選手で最も低いという結果でした。ただし、どちらの選手も一般の人々よりは喫煙率は低く、技術系で一般の人の半分弱、持久系では20分の1程度の喫煙率でした。

この結果から判断すると、持久系はもちろん、集中力を要する技術系の競技でも、世界のトップクラスで戦うのにたばこが役に立つ、というわけではないようです。たばこの煙に含まれる一酸化炭素は、血液中でヘモグロビンよりも速く酸素と結合してしまい、全身への血液の供給を邪魔してしまうので、持久系で喫煙者が極端に少ないのも納得できます。

なお、このフィンランドの研究では、無煙たばこのスヌースの使用率はオリンピック選手の方が高いという結果でしたが（北欧ではよくスポーツ選手がスヌースの広告に使われています）、最近ノルウェーで行われた研究では、無煙たばこでも紙巻たばこと同様にスポーツ選手の方が使用率が低いという結果が出ています。最初に触れた認知能力の一時的な向上があったという結果も、指でボタンを押すスピードを測るような単純な実験でのことで、実際にスポーツのパフォーマンスが上がるという証拠があるわけではありません。もしそのような効果があるのであれば、もっと多くの一流選手がたばこを吸ってもおかしくないでしょう。

認知症の予防になる?

たばこがアルツハイマー型などの認知症の予防になるという説も以前からあり、週刊誌などではいまだにそのような記事が掲載されています。このような説はたいてい、マウスの実験でニコチンを投与すると神経細胞が増えたとか活性化したとかという結果に基づいています。

しかし、残念ながらこのようなマウスの神経細胞の変化とヒトの認知症の発生とは直接関係ありません。ヒトを対象として実際に喫煙者と非喫煙者を長期間比較した研究は非常にたくさんあり、それらは一致して、たばこが認知能力の衰えや認知症のリスクを上げるという結果になっています。たばこの煙を吸うことで体内に発生する活性酸素が、認知症の発生につながる神経細胞の変化を引き起こすというのがそのメカニズムです。これらの研究結果に基づいて、世界保健機関（WHO）は2014年にたばこと認知症の関連について警鐘を鳴らす文書を出しています[8]。

「たばこで病気が予防できる」などとうたった週刊誌の記事では、たいてい大学の教授などがそれらしいコメントをしています。それらの研究者を調べてみると、たばこ産業から資金提供を受けていることがよくあります。研究者が論文などを発表する場合、その論文と関連する企業と利害関係があることを開示するのがルールになっていますが、週刊誌の記事などでは明確なルールがないため、いわゆるステルス・マーケティングのように、特定の企業の利益を代弁する記事が、その企業との関係を示さずに掲載されることがあります。

3. 百害あって一利なし、は本当か

たばこでなりにくくなる病気もある

たばこの煙には約５３００種類の化学物質が含まれています。うち発がん物質だけでも約70種類あります。これだけの化学物質を吸い込むわけですから体に悪いのは当たり前とも言えるのですが、何か一つくらいは良い面がないものでしょうか。実際、たばこが予防的に働く病気もいくつかあります。

　まずは子宮がんの一種である子宮体がん（子宮内膜がん）です。このがんは女性ホルモンの一種であるエストロゲン（卵胞ホルモン）の刺激で成長するがんで、たばこはエストロゲンとは逆の働きをすることが知られています。喫煙の健康影響の評価において国際的に最も権威ある米国の公衆衛生総監（Surgeon General）報告書は、「科学的証拠は、閉経後女性において、喫煙が子宮体がんのリスクを下げることを推定するのに十分である（傍点は筆者)」と判定しています。[9] 一方、たばこがエストロゲンとは逆の働きをすることで、骨密度が下がってしまうことも知られています。骨密度の低下は女性の更年期症状の一つで、これはエストロゲンの低下によって生じます。これらの2つの病気に関していえば、子宮体がんの予防をとるか更年期症状をとるか、という究極の選択といえるかもしれません。

女性の病気といえば、喫煙が妊娠期の高血圧の予防になることも海外では確実だとされています。[9] ただし、国内の研究ではあまり一致した結果が出ていません。[3] もちろん、喫煙が胎児の発達を害することは科学的に明らかですので、母体の高血圧予防になるからといって妊婦が喫煙したほうがよいということにはなりません。

パーキンソン病という病気があります。ボクシングの元世界チャンピオンであるモハメッド・アリさん、ハリウッドスターのマイケル・J・フォックスさんがこの病気になったことで有名になりました。手足の震え、こわばり、動作が鈍くなることなどを特徴とした病気で、脳内のドーパミン（神経伝達物質）を産生する神経細胞が変化することが原因です。たばこに含まれるニコチンは、ドーパミンの放出を促進する作用があるため、この病気の予防になる、あるいは症状を緩和するという説が以前からあります。今でもニコチンをパーキンソン病の患者に投与して症状が改善するかどうかを調べる研究が実施されていますが、結果は一致していません。[9]

もう一つ、潰瘍性大腸炎という病気があります。大腸の粘膜がただれたり潰瘍（円形の傷）ができる病気で、厚生労働省の指定する難病にも含まれています。1983年、米国の一流医学誌であるニューイングランド・ジャーナル・オブ・メディシン（New England Journal of Medicine）に、たばこを吸っていた女性が禁煙するとこの病気が発生し、再びたばこを吸い始めるとそれが治ったという現象が報告されました。米国の公衆衛生総監報告書では、喫煙が潰瘍性大腸炎を予防する効果があるかどうかについて上から2番目の評価をしています（因果関係を示唆しているが十分ではない[9]）。

ややこしいことに、同じく大腸に炎症や潰瘍を起こす難病であるクローン病については、喫煙が逆にリスクを上げることがわかっています（米国公衆衛生総監報告書の評価は同じ上から2番目[9]）。現在たばこを吸っている人は、吸っていない人と比べて潰瘍性大腸炎のリスクが約40％低く、クローン病のリスクが約80％高いことがわかっています。

似た病気であるこの二つがどうして喫煙と逆の関係にあるのかはわかっていません。潰瘍性大腸炎については、ニコチンを薬として使えるかを調べた研究も数多く行われてきましたが、残念ながら今のところ効果は認められていません。

コミュニケーションツール

たばこがコミュニケーションに役立つという話もあります。これは科学的とはいえないかもしれませんが、いわゆるサラリーマン文化として、お酒と同様たばこにもコミュニケーションツールになるという側面はあると思います。工場勤務などの人（おもに男性です）に聞くと、喫煙所は同僚との雑談の場でもあり、上司と非公式に話せる貴重な場所でもあるそうです。

英国などではたばこの値段が高いので、日本人が旅行をしているとたばこを1本くれとせがまれることがあると聞きます。一緒に吸うことで仲良くなるということもあるかもしれません。中国の田舎では今でもたばこを贈答品として送る風習が残っています（当局から控えるよう指導は出ています）。私も10年くらい前に仕事で中国の田舎の病院を訪れた際、院長先生からたばこをお土産にもらったことがあります。

喫煙は飲酒と同様、大人にしかできないことなので、かつては背伸びをして大人の真似ができるアイテムでした。先輩が教えてくれる悪いことの典型例だったと思います。戦時中は「恩賜たばこ」や「軍用たばこ」として軍隊でたばこが配られ、若い兵士はそこでたばこを吸う習慣を身につけたといいます。

たばこが日本人男性に広く普及したのは戦後の昭和30年代から50年代にかけてです（1955年～1975年頃）。昭和40年代（1965年頃）には成人男性の喫煙率は8割を超えていました。それが今では、成人男性でも喫煙率は3割ほど、未成年者の喫煙率も激減しています。平成8年（1996年）時点で中学3年生男子の約3割、高校3年生男子では半分以上が喫煙経験者でしたが、平成26年（2014年）にはそれぞれ7％、12％になっています[10]。

高校3年生の男子で喫煙経験者が1割しかいないというのは、喫煙全盛期である昭和45年生まれの私にとっては驚きの数字です。昭和が平成に代わり、その平成も終わった今、コミユニケーションや大人への入り口としてのたばこの役割も、曲がり角を迎えているのかもしれません。

4. それでもたばこをやめたほうがよい理由

ピンピンコロリ、太く短く生きる、の幻想

たばこを吸うと寿命が縮まるという話を1章でしましたが、たばこを吸う人は太く短く生きるというイメージを持っていないでしょうか。確かに、体に悪いとこれだけ言われている中たばこを吸い続けるというのは、好きなことをやって太く短く生きる豪快な人物を想像させます。「ピンピンコロリ」という言葉がありますが、自分が他人より早くポックリ往けると信じている喫煙者の方も多いと思います。残念ながら、そんなに甘くないというのが現実です。

図1-4は、脳卒中の患者さんの退院時の状態をグラフにしたものです。2176名中、亡くなられた方は16%に過ぎず、75%の方が何らかの障害を残して退院されています。全体の33%は歩行にも補助が必要なレベル以上の障害でした。たばこを吸っていると日常生活で

図1－4　脳卒中患者の退院時の状況

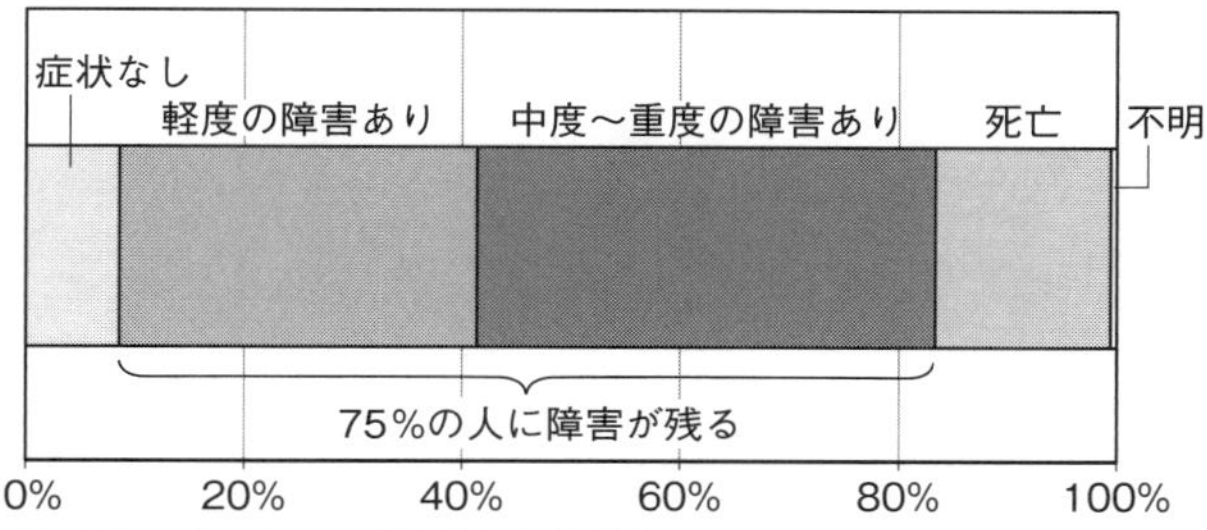

出典：Circulation Journal 2017；81：1636-1646

補助が必要になるリスクが2倍になるという報告もあります。

私の伯父も脳卒中で倒れましたが、寝たきりになり伯母が6年間自宅で介護をしていました。伯父には嚥下《えんげ》障害《しょうがい》があり通常の食事はできなくなっていました。人が食事をしているのを見ると伯父は不機嫌になるので、伯母が台所に隠れてひっそりとご飯を食べていたのが印象に残っています。

職場の同僚の義理のお兄さんは、やり手のワンマン社長でしたが、ある日突然脳卒中で倒れました。退院はできたものの後遺障害のため会社の経営が十分にはできず、奥さんが社長の代わりをしなければならなくなり、親族も介入してお家騒動になったそうです。病気で寝たきりになったお父さんの介護のために仕事を辞めた女性も何人か知っています。

これらのケースについて病気の原因を特定することはできませんが、病気になるということが決して本人だけの問題ではなく、仕事の関係者や家族にも大きな影響を及ぼすことを十分に示しています。「好きなことをやって早死にして何が悪い」という主張はかっこよく聞こえますが、その「好き」でやっている行為が、ご自身の仕事や家族の人生を犠牲にすることで成り立つものだとすると、意味合いが変わってくるのではないでしょうか。

また、「好き」でたばこを吸っている、というのが本当にご自身の意思かという問題もあります。もし、大事な何かを犠牲にしてもたばこを吸い続けることにこだわるとしたら、それは自分の意思ではなく、何らかの理由で優先順位が狂ってしまっているといえるでしょう。この点を掘り下げるために、たばこを吸うと体に何が起こるかを見ていきたいと思います。

たばこを吸うと体の中で何が起こるか

ニコチン

たばこの煙に約5300種類の化学物質が含まれていることを3章で紹介しました。これらの化学物質の中で、最も重要な物質の一つがニコチンです。ニコチンはれっきとした「毒物」で、ヒ素や水銀と同じように「毒物及び劇物取締法」で取り締まられています。そんな危険な物質が「たばこ製品」として普通に世の中に出回っているのはおかしなことですが、この点ついては後で述べます。

たばこを吸って肺から血液に吸収されたニコチンは、10秒足らずで脳に届けられ、「報酬系」と呼ばれる神経ネットワークに作用し、「ドーパミン」という快楽物質を放出させます。「報酬系」の神経ネットワークは中脳という脳の中でも比較的原始的な部分にある神経の束で、「快楽物質」という読んで字のごとく衝動や欲望を司っています。ここで放出される「ドーパミン」という物質がたばこの快楽の本体です。たばこを吸い終わってしばらく時間がたつと血液中のニコチン濃度が下がり（1~2時間で半分になる）、脳内に放出されるドーパミンが足りなくなります。するとドーパミンの快楽を回復したくてニコチンが欲しくなり（いわゆる禁断症状）、たばこを吸うことでその欲求を満たします。つまり、たばこを吸って気持ちよくなるのも、たばこが切れてイライラしてしまうのも、ニコチンが原因なのです。

依存症とは

薬物依存症、アルコール依存症、ギャンブル依存症、世の中にはいろんな依存症があります。「依存症」（厳密には依存症候群）もれっきとした病気として定義されており、「ある物質あるいはある種の物質使用が、その人にとって以前にはより大きな価値を持っていた他の行動より、はるかに優先するようになる一群の生理的、行動的、認知的現象」と定義されています。[11] 要するに、何かが欲しくてたまらなくなり、優先順位が狂ってしまう状態です。

国の健康政策を話し合う会議で、ある高名な先生とご一緒する機会がありました。2時間くらい経つとその先生はあたりをキョロキョロ見回したり、イスから立ち上がろうとしたり、明らかに挙動不審になり、会議どころではなくなりました。そして会議が終わると逃げるように部屋を出てどこかへ行ってしまいました。どうしたのかなと思ったら、建物のそばでたばこを吸っていました。

表1-1は依存症の診断基準です。これらのうち3つ当てはまると依存症と診断されますが、さきほどの高名な先生の場合、「コントロールの難しさ」、「禁断症状」、「優先度の高さ」が当てはまるのは明らかです。国の健康政策を議論する会議より、自分のニコチンを補充することのほうがはるかに大切になり、行動の抑制が難しくなってしまっていたのです。

ニコチンと他の薬物の比較[2]
—
(**ニコチン** = コカイン = ヘロイン = アルコール) > カフェイン
アルコール > ヘロイン > **ニコチン** > コカイン > カフェイン
(**ニコチン** = ヘロイン = アルコール) > コカイン > カフェイン
(**ニコチン** = コカイン = ヘロイン = アルコール) > カフェイン
—

依存症において禁断症状とともに大事な要素に「強化」という概念があります。強

表1－1　依存症の診断基準とニコチンその他薬物の比較

基準（3つ以上で依存症と診断される）[1]	たばこに当てはめた場合の例
強い欲求	たばこを吸いたいという強い欲望または強迫感がある
コントロールの難しさ	たばこを吸うことについて自分の行動を抑制することが難しい
禁断症状（離脱症状）	たばこを中止または減らしたときにイライラなどの症状が出る，それを抑えるためにたばこを吸ってしまう
耐性	同じ効果を得るためにたばこを吸う量が増える
優先度の高さ	他の活動や義務よりもたばこを吸うことを優先する
有害性を無視した使用	明らかに有害なことが起きている（たとえば自分や家族が病気になる）にも関わらずたばこを吸い続ける

出典：1．ICD-10 精神および行動の障害―臨床記述と診断ガイドライン新訂版，2005
2．Royal College of Physicians：Nicotine Addiction in Britain, Royal College of Physicians, 2000（対応する項目は著者による）

化とは、「行為A」のあとに必ず「報酬B」が与えられることで依存につながることを指します。たばこの場合、ニコチンが切れてイライラしてもたばこを吸えば10秒足らずで解消することができます。日本中どこでも買えて、場所さえあればすぐに補給できる状況もまた、たばこに依存してしまう大きな要因の一つです。依存症のさらに怖いところは、このイライラを解消できる効果を「たばこの効用」としてしばしば錯覚してしまうことです。

表1－1にはニコチンと他の薬物との比較も載せています。ニコチンがコカインやヘロインなどの違法薬物に匹敵する依存物質であることがわかります。たばこをやめたくてもやめられない、何度禁煙しても失

敗してしまう、そんな人も決して自己嫌悪におちいる必要はありません。それだけ強力な依存物質だということです。

発がん

がんはＤＮＡに傷がつくことで細胞の増殖が止まらなくなる病気です。たばこの煙には約70種類の発がん物質が含まれており、これらの発がん物質は、たばこの煙にさらされた細胞のＤＮＡを傷つけるだけでなく、肺で血液に吸収され、肝臓の酵素の働きで活性化し、それが全身に運ばれてさまざまな臓器のＤＮＡに傷をつけます。

ヒトの体にはＤＮＡの傷を修復したり異常な細胞を死なせたりする仕組みがありますが、繰り返し発がん物質にさらされることでがん細胞ができてしまいます。がん細胞の特徴は、分裂が止まらないことです。一つのがん細胞は分裂を繰り返してやがて固まりとなり、周りの臓器に広がり、血管などに入り込んで全身に広がります（転移）。１９５０年代に子宮頸《しきゅうけい》がんの患者さんから採って培養されたヒーラ細胞という細胞があります。この細胞はいまだに分裂を続け、世界中の研究機関で実験に使われ続けています。

表１－２にたばこに含まれる発がん物質の例と、これらの物質がどのような法律で規制されているかを示します。これらの物質は、消費者が食品や日用品から触れることがないよう

表1－2　たばこに含まれる発がん物質と規制法令の例（注1）

成分	たばこ製品以外の場合の規制法令
アフラトキシンB1	食品衛生法
4-アミノビフェニル (4-アミノジフェニル)	有害物質を含有する家庭用品の規制に関する法律 労働安全衛生法
2-アミノナフタレン	労働安全衛生法 有害物質を含有する家庭用品の規制に関する法律
ヒ素	労働安全衛生法 水道法　食品衛生法 毒物及び劇物取締法　など
ベンゼン	労働安全衛生法 水道法　など
ベンゾ[a]ピレン	労働安全衛生法 有害物質を含有する家庭用品の規制に関する法律
ベリリウム	労働安全衛生法　など
1,3-ブタジエン	労働安全衛生法 水道法　など
カドミウム	労働安全衛生法 水道法　など
酸化エチレン (エチレンオキシド)	労働安全衛生法 毒物及び劇物取締法　など
ホルムアルデヒド	労働安全衛生法 有害物質を含有する家庭用品の規制に関する法律 水道法 毒物及び劇物取締法　など
o-トルイジン	労働安全衛生法 有害物質を含有する家庭用品の規制に関する法律 水道法 毒物及び劇物取締法　など
塩化ビニル	労働安全衛生法 有害物質を含有する家庭用品の規制に関する法律 水道法　食品衛生法　など
ウラン235，238（注2）	原子炉等規制法（ウラン235および238の含有割合による）など

注1：たばこに含まれる発がん物質のうち国際がん研究機関（IARC）によりグループ1（ヒトに対して発がん性がある）と判定されているもの

注2：放射性物質

出典：厚生労働省喫煙の健康影響に関する検討会報告書（https://www.mhlw.go.jp/stf/shingi2/0000135586.html）（一部改変）

に、あるいは労働者が仕事で触れることが最小限になるように管理されています。もし、食品や化粧品から基準を超える発がん物質が検出されれば回収騒ぎになります。

ところがたばこだけは、多くの発がん物質が含まれていても基準を定められることなく堂々と売られています。これは、たばこ製品は「たばこ事業法」という別の法律で産業として保護され、化学物質としての規制から外されているためです（たばこに関わる法律については第3部で詳しく述べます）。

血管への影響

たばこの煙は肺に入って血液に吸収されるため、血管にも大きな変化を起こします。図1－5では、血管の変化が脳卒中や心筋梗塞などの病気につながる仕組みを示しています。たばこの煙に含まれるニコチンや一酸化炭素、たばこの煙を吸うことで体内に発生する活性酸素は、血管や血液に以下のような影響を及ぼします。

ニコチン　交感神経を刺激し、末梢の血管を収縮させ、血圧が上昇し、心拍数が増加する→心臓を動かす筋肉の負担が増えて、酸素不足になる。

一酸化炭素　血液中のヘモグロビンと強固に結合する（酸素の220～250倍）→全身の

図1－5　たばこによる血管への影響

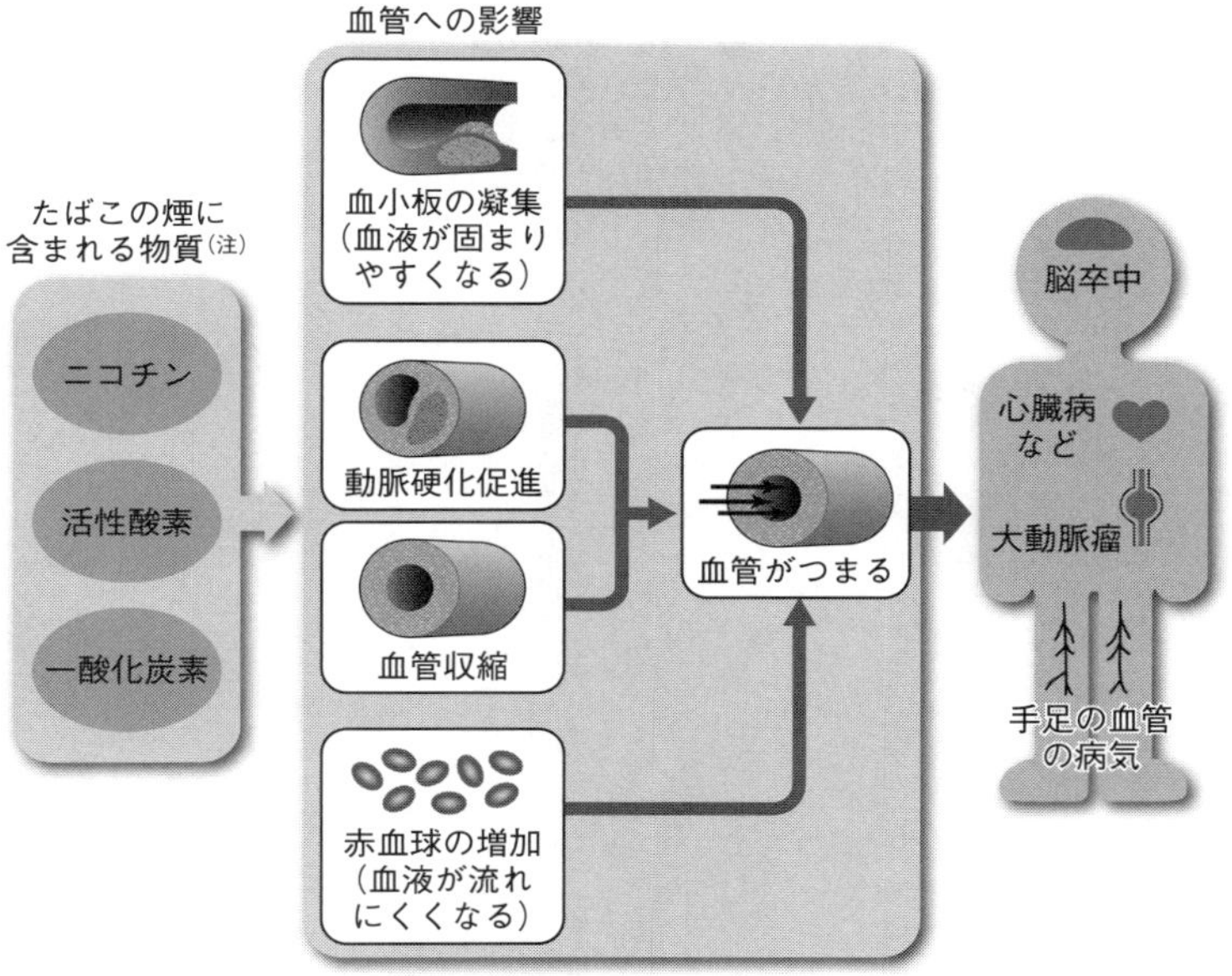

トヨタ自動車健康保険組合（https://www.toyotakempo.jp/health/no_smoking/smoker/）の資料より作成
（注）たばこの煙を吸うことで体内に発生する物質を含む

細胞が酸素不足になり、心臓を動かす筋肉の負担が増える。それを補うために赤血球が増え、血液のねばり気が増して流れにくくなる。[*2]

活性酸素　血管の内側の細胞に傷をつけ、血液中のコレステロールを酸化させる。血液を固める血小板の働きを強める→血管の内側が分厚く固くなり（動脈硬化）、血液が固まりやすくなる。

これらの結果、心臓を動かす筋肉に酸素を送る血管（冠動脈）がつまってしまうのが心筋梗塞と狭心症、脳に血液を送る血管がつまってしまうのが脳卒中です。大動脈というヒトの体の中で一番太い血管にコブができる、大動脈瘤《だいどうみゃくりゅう》も同じ仕組みで起こります。大動脈瘤は、ある日突然破裂して、激痛とともに胸やお腹の中に大量に出血することがあります(緊急手術をしなければ死に至ります)。脳卒中や心筋梗塞が介護の原因になることはすでに述べたとおりです。

肺への影響

街中でキャリーバッグのような酸素ボンベを引いて歩いている方を見かけたことがあるかもしれません。これは、慢性閉塞性肺疾患(COPD)と呼ばれる病気で、呼吸で十分な酸素を取り込むことができなくなった状態です。たばこの煙に長期間さらされると、気道や肺の組織が傷ついて炎症を起こし、肺の中にあるブドウの房のような肺胞《はいほう》が破壊されて、酸素を取り込んで二酸化炭素を排出する機能が低下します。これがCOPDです。

COPDの自覚症状は動いたときの息切れや咳、痰です。軽い症状だからと放置してたばこを吸い続けると、いつか自力で呼吸ができなくなります。そして、いったん低下した呼吸機能は治療しても戻すことはできません。

たばこが引き起こす病気のリスト

「たばこが体に悪いことなど百も承知で吸ってるんだ、ほっといてくれ」たばこを吸っている人からよくこのような言葉を聞きます。「では、たばこの害は何ですか？」とお聞きすると「肺がん」、「妊婦には悪い」くらいの答えしか返ってこないことがままあります。ここでは改めてたばこが引き起こす病気のリストを紹介しましょう。喫煙者には耳の痛い話ですが、意外な気づきもあると思います。

まずは肺がんです。ここで質問ですが、喫煙者のうち何％くらいが肺がんで亡くなっているでしょうか。たばこで肺がんになるとはよく言われますが、周りの喫煙者がすべて肺がんになっているわけではないことに矛盾を感じたことがあるかもしれません。実際、次ページの図1-6に示すとおり、男性の喫煙者で肺がんで亡くなるのは15％です。逆にいうと、たばこを吸っていても85％は肺がんでは死なないということです。喫煙で肺がんのリスクは4～5倍になりますが、たばこを一生吸わない人が肺がんで亡くなる確率が3％と低いため、たばこを吸ってその数値が5倍になっても15％程度にとどまるのです。

では、たばこを吸っても大丈夫かといえば、そうではありません。15％というと7人に1人、これはこれで高い確率です。しかも、喫煙が引き起こす病気は肺がんだけではありませ

図１－６　年齢別の肺がん累積死亡確率（40歳男性）

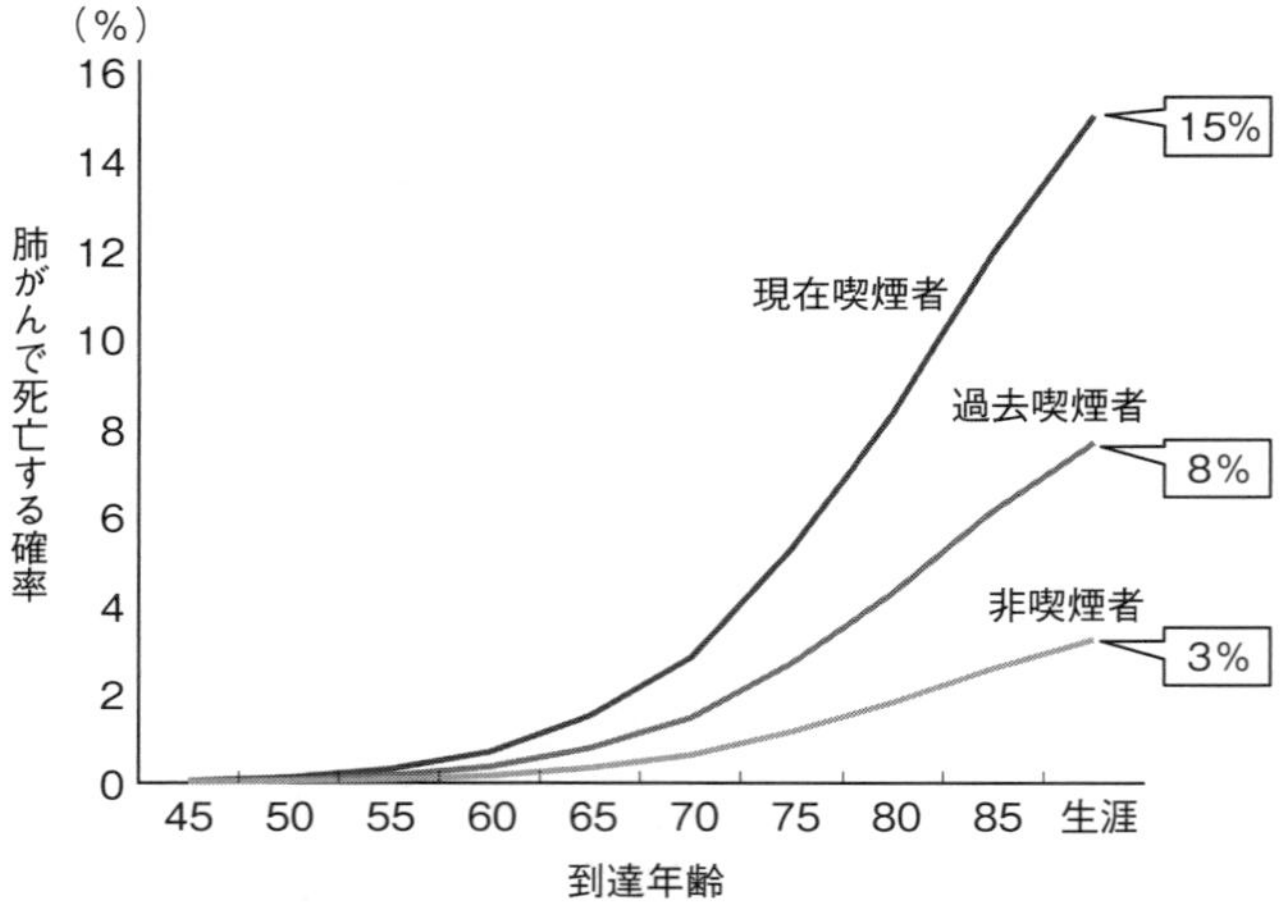

出典：厚生労働科学研究費補助金「わが国におけるがんの予防と検診の新たなあり方に関する研究」平成28年度報告書（研究代表者：津金昌一郎）

ん。肺がんで亡くなる確率が15％にしかならないのは、肺がんが高齢者の病気だからです。喫煙者の多くは、肺がんで亡くなる前に、他の病気で亡くなっています。

図1－7は、たばこで引き起こされることが科学的に明らかとなっている病気のリストです。煙の通り道である口や鼻、のど（食道、喉頭）、肺、さらに胃、肝臓、膵臓、膀胱、子宮頸部にがんができる原因となります。

がん以外にも、さきほど紹介した脳卒中、心筋梗塞、狭心症、動脈硬化、大動脈瘤などの血管（循環器）の病気、ＣＯＰＤ、結核死亡などの呼吸器の病気の原因となります。それ以外にも、糖尿病、

図1－7　喫煙が引き起こす病気

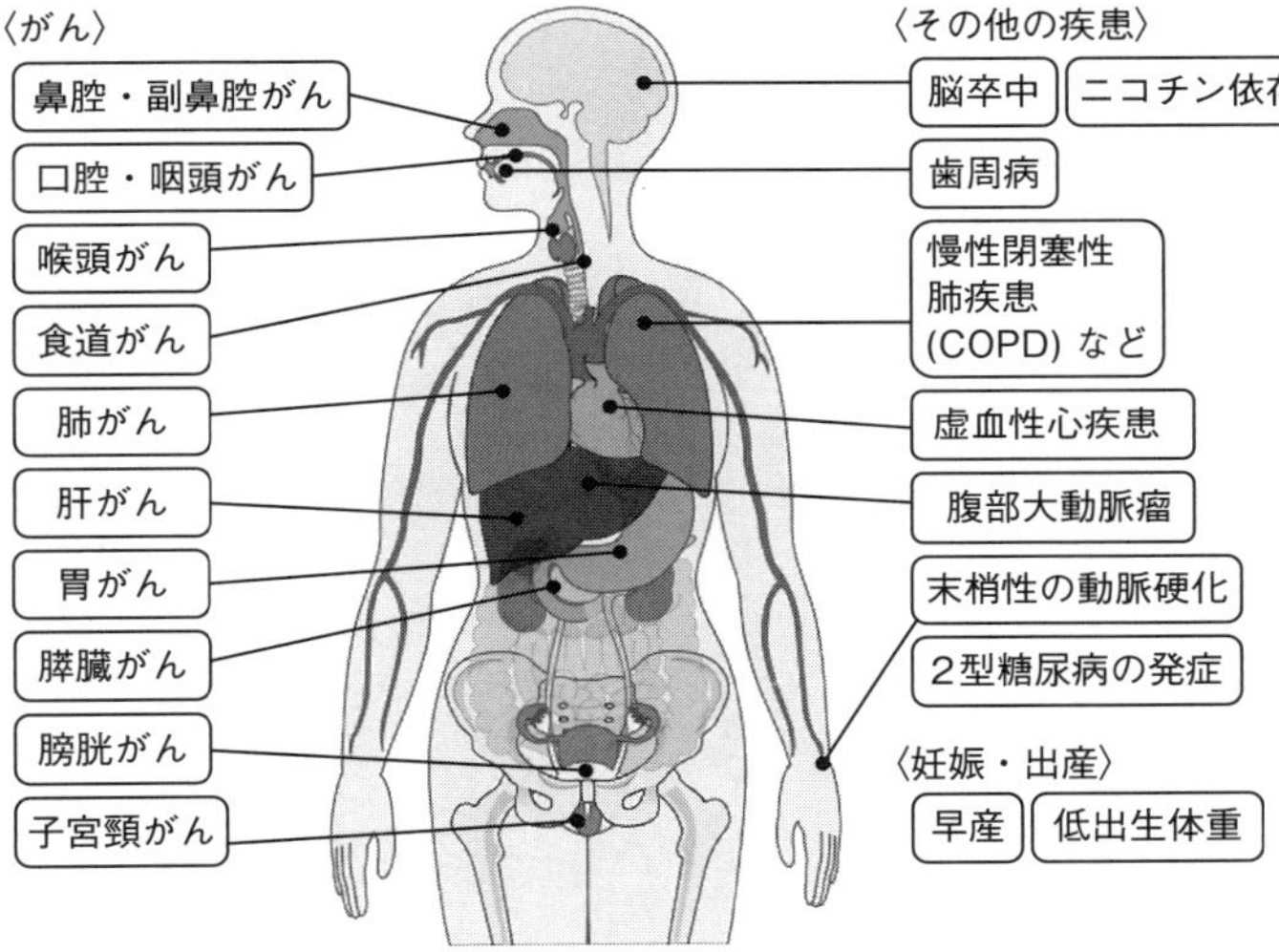

出典：喫煙と健康　喫煙の健康影響に関する検討会報告書（https://www.mhlw.go.jp/stf/shingi2/0000135586.html）

歯周病の原因にもなりますし、妊婦の喫煙では早産、低出生体重の原因となります。

まさに病気のデパートの様相を呈していますので、肺がんで死亡する前にこれらのどれかの病気になって亡くなるというのもうなずけます。1章で見たように10年寿命が縮まるというのは、これらの病気になった結果なのです。

5.

禁煙で得られるもの、失うもの

たばこをやめると体の中で何が起こるか

ヘビースモーカーでいつも顔色が悪かった友人が、ある日久しぶりに会うとすごく血色がよくなっていてびっくりしたことがありました。本人にははっきりとは言えませんでしたが、以前は土のような色の顔だったのが、薄いピンク色に変わっていたのです。どうしたの?と聞くと「たばこをやめた」と教えてくれました。

その友人は薬などを使わず自力でやめたそうですが、禁煙したときどうだったかと聞くと、とにかく眠くて仕事中でも居眠りしてしまったと言っていました。2章のドーピングの箇所でたばこが興奮剤に分類されていることを紹介しましたが、ニコチンには覚醒作用がありますので、その効果がなくなって眠くなったのだと考えられます。その友人は「たばこを吸っているときは感じなかったけど、あれはホントに薬物だ。こんなに体の感覚が変わるなんて」と語っていました。

たばこをやめたときに体の中で何が起こるかを時間ごとにみていきましょう。

たばこをやめて20分後　血圧と脈拍が正常まで下がり、手足の温度が上がります。これはニコチンの短期的な影響である血管の収縮作用がなくなってくるからです。逆にたばこを吸うと数分で手足の温度が下がります。

これらの変化は、禁煙の効果というより喫煙者の体で繰り返し起こっていることです。

8時間後　血中の一酸化炭素濃度が下がり、酸素濃度が上がります。これは血液が酸素を運ぶ能力が回復することを示しています。そして丸1日で、心筋梗塞や狭心症など心臓の病気のリスクが下がります。

2日後　味覚と嗅覚が正常に戻ります。禁煙すると食事がおいしくなるというのもよく知られる効果です。

肺では余分な粘液が除去され始めます。しかし、体からニコチンが完全に抜けて禁断症状が最もつらくなるのもこの時期です。不安、めまい、頭痛、空腹感、倦怠感、眠気などがよく知られた症状です。人によっては落ち込んだりする場合もあります。これらは決して異常な反応ではなく、体がニコチンへの依存から抜け出そうとする正常な反応です。

3日後　呼吸が楽になり、体にエネルギーを感じるようになります。

2週間から数か月後　この頃には心臓と肺の働きが相当回復し、息切れや咳などが減り、スタミナが戻ってきます。

1年後　心筋梗塞など心臓病のリスクが劇的に減ります。実際、欧米人でも日本人でも禁煙後1年でこれらの病気のリスクが喫煙者の約半分になると報告されています。

2～4年後　心筋梗塞だけでなく脳卒中のリスクも喫煙者の約半分に低下します。

5年後　がんのリスクも下がり始めます。

10年から15年　心臓病のリスクは非喫煙者と同じレベルになります。

約20年後　がんのリスクも非喫煙者と差がほとんどなくなります。

高齢でも禁煙は間に合う

禁煙して20年も経たないとがんのリスクがなくならないとなると、高齢者は禁煙しても間に合わないのか、とあきらめてしまうかもしれません。決してそんなことはありません。図1-8は禁煙した年齢別の肺がんの死亡リスクを示したものです。60歳代で禁煙してもたばこを吸い続けた人と比べると大幅に肺がんのリスクが減ることがわかります。

図１－８　禁煙した年齢別の肺がん死亡率

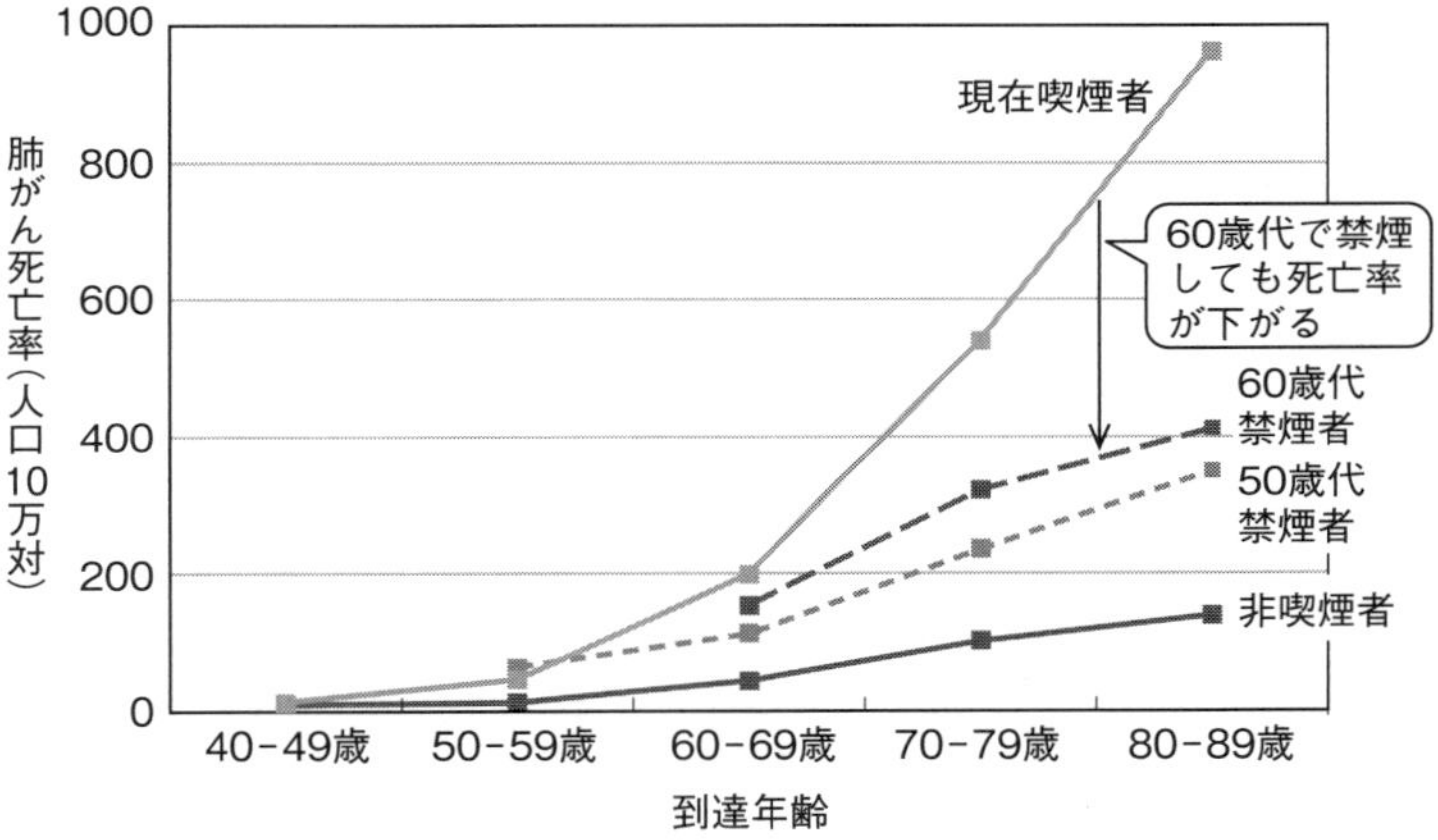

出典：Cancer Sci 2007; 98(4)：584-9

このグラフでは、禁煙した人の肺がんリスクがもともとたばこを吸っていなかった状態にまでは下がっていません。しかし、日本人を対象とした最近の研究では、肺がんでも禁煙後5年以内にリスクが半分に、20年を超えると非喫煙者のレベルまで下がっていました。肺がんだけでなく、食道がん、胃がん、膀胱がんなど、喫煙で引き起こされる他のがんでも、同じように禁煙でリスクを減らすことができます。

楽に、安く禁煙する方法

何度も禁煙にトライしたけど失敗した、という人は多いでしょう。たばこに含まれるニコチンが、コカインなどの違法薬物に匹敵する依存性を持つことは2章、4章で紹介したとおりです。禁煙がつらく、難しいのは、決して意志の弱さではなく、ニコチンの強い依存性によるものです。では、楽に禁煙する方法はないのでしょうか。あります。禁煙補助薬という薬を使う方法です。

薬で禁煙？と抵抗を感じる人もいるかもしれません。しかし、たばこに含まれるニコチン自体が依存性のある薬物ですから、それをやめるのに薬を使うのは実は自然なことです。

仕組みはとてもシンプルで、たばこの代わりに薬からニコチンやニコチンと似た働きの物質を体に取り入れて、それを少しずつ減らしていくことで、禁断症状を起こさないように体を慣らしていくのです。禁煙補助薬にはニコチンが含まれているものがありますが、たばことは違い発がん物質や有害な化学物質は入っていません。

では薬のニコチンに依存してしまうことはないのでしょうか。そんなことはありません。たばこが血液中のニコチン濃度を急速に上げるのに対して、禁煙補助薬はゆっくりと上げます。4章の依存症のところで述べたとおり、たばこに依存してしまう大きな要因の一つは、一瞬でニコチン不足を解消できる点にありました。禁煙補助薬はそうならないように作られています。

薬で禁煙するメリットは、第一に禁断症状をやわらげることができる点、第二に、より確実にやめられる点です。薬を利用した場合、自力で禁煙するより成功率が2倍から4倍になることがわかっています。そして、薬で禁煙するもう一つのメリットは、比較的安くやめられるという点です。

1日1箱吸う人の場合ひと月のたばこ代は、一箱480円として480円×30＝14、400円がかかります。一方、薬を使った禁煙は2か月から3か月コースで、ひと月当たりの費用は6、500円から8、500円です（43ページの表1－3参照）。たばこ代の半分から3分の2の費用で禁煙ができ、しかも成功すれば将来にわって毎月のたばこ代を浮かせることができます。

禁煙補助薬の利用方法も表1－3にまとめました。市販薬のニコチンガムとパッチ（貼り薬）は薬局で（一定の手続きを経てインターネットでも）買うことができます。パッチと飲み薬は「禁煙外来」という医療機関を受診して処方してもらいます。喫煙年数やたばこへの依存度の基準を満たせば、健康保険が適用されます。禁煙外来のメリットは、医師や看護師に直接禁煙のカウンセリングやサポートをしてもらえる点です。専門の医療者による対面のサポートがあると禁煙の成功率もアップします。ヘビースモーカーや、禁煙について自信がない方は薬局の薬を使うより禁煙外来の方が適しています。

近所の「禁煙外来」を探せる検索サイトもあります（http://www.nosmoke55.jp/nicotine/clinic.html）。

製品名（製造・販売会社）	費用と期間の目安[3]
ニコレット（ジョンソン・エンド・ジョンソン株式会社） **ニコチネル**（グラクソ・スミスクライン・コンシューマー・ヘルスケア・ジャパン株式会社）	17,000円/8週間＝ひと月8,500円
ニコチネルパッチ（グラクソ・スミスクライン・コンシューマー・ヘルスケア・ジャパン株式会社）	17,000円/8週間＝ひと月8,500円
ニコチネルTTS（グラクソ・スミスクライン・コンシューマー・ヘルスケア・ジャパン株式会社）	13,000円/8週間＝ひと月6,500円（保険適用の場合の自己負担）
チャンピックス（ファイザー株式会社）	20,000円/12週間＝ひと月6,700円（保険適用の場合の自己負担）

禁煙することで失うもの？

禁煙すると健康になり、たばこ代もかからなくなります。体にも財布にもメリットになる禁煙ですが、逆に禁煙することのデメリットはないのでしょうか。まず、つらい禁断症状を耐えなければいけないことがあげられますが、これはすでに述べたとおり、薬で軽くすることができます。

禁煙すると太る、という話もよく聞きます。実際、ニコチンには空腹抑制作用があるため、禁煙すると空腹を感じやすくなります。ニコチンは基礎代謝（何もしないでも消費されるカロリー）を増やす働きもあるため、禁煙するとカロリー消費が減ります。

たばこで一息入れることができなくなり、代わりに甘いものなどを食べてしまう場合もあります。これらのメカニズムは科学的にも確かめられており、禁煙す

表1－3　禁煙補助薬と利用方法

種類[1]	形態	利用方法
ニコチンガム	ガム	薬局で購入（インターネット可）（ただし、第2類医薬品のため薬剤師または登録販売者による説明が努力義務）
ニコチンパッチ（市販薬）	貼り薬	薬局で購入（インターネット可）（ただし、第1類医薬品のため薬剤師による書面での情報提供が義務）
ニコチンパッチ（処方薬）	貼り薬	医療機関で処方（条件により保険適用）[2]
ニコチンを含まない飲み薬（処方薬）	飲み薬	医療機関で処方（条件により保険適用）[2]

1．禁煙補助薬のリストは2019年3月現在
2．以下の4つの条件を満たす場合健康保険が適用される
①今すぐ禁煙することを希望していること
②ニコチン依存症に係るスクリーニングテスト（TDS）でニコチン依存症と判定（5点以上）
③ブリンクマン指数（＝1日の喫煙本数×喫煙年数）が200以上（35歳以上の場合のみ）
④文書で禁煙治療を受けることに同意している
3．出典：市販薬の禁煙方法（くまもと禁煙推進フォーラム），禁煙支援マニュアル（第二版）増補改訂版（厚生労働省健康局健康課編）

ると体重が増えることが、男女を問わず観察されています。しかしながら、この体重変化は、ニコチンの働きで非喫煙者よりもやせていた喫煙者が、禁煙することで非喫煙者と同じレベルに戻る現象と解釈されています。そういう意味では、禁煙で太るというのは誤りで、禁煙でも、との体重に戻る、というのが正確な表現です。

そうはいっても、禁煙で体重が増えてしまうとなると、特に女性の喫煙者は禁煙を思いとどまってしまうかもしれません。しかし、たばこを吸うことで肌の血色は悪くなり、歯は汚れ、息は臭くなり、髪の毛や服にも臭いがつきます。これらの美容上の理由からも禁煙のメリットは

たくさんあります。

禁煙して太ってしまったらかえって健康によくないのでは?と思われるかもしれません。実際、肥満は糖尿病やがん、心臓病などたくさんの病気のリスクとなります。けれども、禁煙した人の糖尿病のリスクを長期間調べた研究では、禁煙後年数が経つほどリスクが低下し、10年以上経つと非喫煙者と同じレベルまで下がる結果が示されています。がんや心臓病、脳卒中などのリスクが禁煙で劇的に下がることはこの章の前半で紹介したとおりです。禁煙することで体重は多少増加するものの(実際は年相応の体重に戻る)、トータルすると病気のリスクは確実に下がります。

禁煙すると喫煙者のコミュニティから仲間はずれになってしまうのではないか、という不安もあるかもしれません。一人で吸う場合でも、ちょっとした息抜きや仕事の区切りとしてたばこで一服している人は多いでしょう。たばこを吸うときに深く呼吸をするので、それでモヤモヤをリセットできるのだという話もあります。毎日の仕事や生活の中で、誰しもそういう区切りを必要としています。それがなくなってしまうことが、実は禁煙の一番のロスなのかもしれません。

しかし、禁煙をきっかけに今までと違う人づきあいが生まれることもあるでしょうし、自分に合った息抜きの形を新たに発見できる可能性もあります。長年続けた生活リズムを変えるのは大変なことだと思いますが、一歩踏み出すことで新しい景色が開けることもあるのではないでしょうか。

6. 喫煙者のプライドと自我

ここまで、たばこがいかに体に悪いか、禁煙がいかに体によいか（多少の例外はあるにせよ）について、俗説による誤解を解きながら、医学的な証拠を中心に紹介してきました。最後は少し視点を変えて、たばこの社会学的側面に触れたいと思います（この章はニコチンの依存性などについて医学的観点ではなく喫煙者の感じ方に沿った表現を用いています）。

喫煙＝病気なのか

前章で禁煙治療薬が保険適用されることに触れましたが、実は、喫煙者が保険で禁煙治療を受けるためには、「ニコチン依存症」という病気と診断される必要があります。日本の保険医療制度では、病気になる前に薬を処方することが原則としてできないため、薬を処方するためには何らかの病気と診断しなければいけません。しかし多くの喫煙者は病気を患っているわけではなく（実際はよく調べれば何らかの病気やその兆候が見つかることもありますが、少なくとも診断されてはいない状態です）、単に、自分の意志でたばこをやめることが困難な状態です。そこで、「ニコチン依存症」という診断用の病名を作って、その病気を治療するために薬を処方する、ということになっているのです。

喫煙者＝病気、という考え方は、ニコチンの依存性とたばこの恐さを知る医療者にとっては、すんなり受け入れられるのですが、喫煙者にとっては違和感があるかもしれません。特に、自分の意志でたばこ吸っていると考えている喫煙者にとっては、その行為を病気とみなされるのは我慢ならないでしょう。

被害者扱いされたくない

1990年代末、たばこが原因で病気になった患者がたばこ会社などを訴えました（第2部4章参照）。原告の主張は、たばこ産業の巧みな広告によって正常な選択ができないままたばこの中毒になり、自分の意志に反してたばこを吸い続ける羽目にあい、その結果病気になったというものです。

この主張はたばこ産業の広告戦略、ニコチンの依存性、たばこ製品の警告表示の不十分さなどを考えると理にかなっていますが、一方において、喫煙者を保護されるべき「被害者」として位置づけています。つまり、原告である喫煙者は、たばこ産業の広告にのせられてたばこを吸い続け病気になってしまったかわいそうな人たちだから補償されるべきだ、ということです。

この主張は、自分の意志でたばこ吸っていると考えている喫煙者にとって、居心地の悪いものでした。自分が「被害者」であると認めることは、たばこ産業の広告にのせられた「愚かで不健康な存在」であることを認めることになるからです。[12]

上から目線への嫌悪

喫煙者を被害者とみなすことは、「正しく健康的な」選択をした非喫煙者と、「愚かで不健康な」選択をした喫煙者という対立構造を生み出すことにもなります。[13] 非喫煙者のいう「たばこなんてやめたほうがよい」というセリフが喫煙者にとって鼻持ちならないのは、この「正しい」選択をした者の上から目線を感じるからでしょう。

２０１６年の米国大統領選挙で、ドナルド・トランプが大方の予想を覆してヒラリー・クリントンに勝利しました。ヒラリーの敗因についてよく指摘されたのが、彼女がとにかく嫌われていたという点です。ヒラリーといえば弁護士、元大統領夫人、元国務長官、上院議員というバリバリのエリートです。そんな彼女が「正論」を声高に主張しても、どこか空々しさやウソっぽさがただよってしまい、国民の支持を得られなかったというのです。[14]トランプの方も女性スキャンダルや差別的な発言などで決して国民に好かれてはいませんでしたが、国民と同じ目線で本音を語っている部分が、ヒラリーよりましだということで支持を集めたという分析です。

このヒラリーとトランプの関係は、「正しい」非喫煙者と、「愚かな」喫煙者という構図に非常に似ています。第2部で詳しく述べる受動喫煙をめぐる問題でも、この喫煙者と非喫煙者の根源的な対立関係が、世論の支持を得ることの難しさに少なからず影響したと思います。

「最後のたばこ」

「体に悪いのなら、もう吸うまい。が、その前に最後に一本だけ吸っておこう。」

1920年代に書かれたイタリアの小説にこんなセリフが登場します。[15]しかしこれは多くの場合、「最後のたばこ」になることはないのでしょう。自らも生涯禁煙に挫折し続けたといわれるフランスの哲学者サルトルによれば、禁煙に挫折することこそが人間の自由を証明しているそうです[16]。

米国の文化人類学者のグレゴリー・ベイトソンも、喫煙者のプライドは、「おれは（禁煙）できたぞ」ではなく「おれは（禁煙）できるぞ」にあると述べています（カッコは筆者が追加）。つまり、「いつでも禁煙できるんだ」という思いが喫煙者の自由でありプライドであるということです。そして禁煙に成功した後は、一本だけならいいだろうと、逆にその範を冒してしまうことが自由の証明となります[16]。

ここには、「正しく健康的な」価値観を押しつけてくる非喫煙者への反抗という意味もあるでしょう。医学的にみればニコチンの強い依存性によるゆがんだ解釈だと片づけられるかもしれませんが、多くの喫煙者（特に禁煙に何度も失敗してきた喫煙者）はこの感覚を共有し、それがコミュニティの結束につながっているのだと思います。

知ることで価値観が変わる

このように、多くの喫煙者にとってたばこは、プライドや自我と密接につながっていて、それが禁煙を困難にしています。たばこを吸わない人も、お酒だったりコーヒーだったりスイーツだったり買い物だったり、みな何かで息抜きをして、自我やプライドを保っています。

なのになぜたばこだけがやり玉にあげられるのか、という気持ちもわかります。たばこを吸う人が喫煙者としての自我を捨て、たばこ以外の何かを探すかどうかは、個人の価値観やライフスタイルによりますので、この本でどうこう言うべきことではありません。

ただ一つ望むのは、たばこのことについてよく知ってから判断をしてほしいということです。あなたが今、たばこについてもっている考えは、実はごく限られた知識や情報に基づいているかもしれません。これまで述べてきた健康のこと、病気のこと、家族のこと、お金のこと、美容のこと、これから第2部で述べる、たばこを吸わない人のこと、そしてたばこを売る側であるたばこ産業がこれまでやってきたこと、これらを広く知ることで、たばこに対する考えが少し変わってくると思います。では第2部に進みましょう。

第2部

たばこを吸わない人の話

1.「受動喫煙の害は証明されていない」は本当か

日本人による世界初の報告

「平山論文」という論文があります。受動喫煙と肺がんとの関係を世界で初めて報告した論文です。[1] 1981年に発表されたこの論文は、世界中に大論争を巻き起こし、屋内での喫煙を法律で禁止するという流れにつながりました。「Hirayama」の名前は国際的には非常に有名で、著者の平山雄《ひらやまたけし》博士が亡くなったときに英国の一流医学雑誌であるブリティッシュ・メディカル・ジャーナル誌（平山論文が掲載された雑誌です）は追悼記事を載せました。

一方、日本での「平山論文」の評価はどうでしょうか。インターネットで「平山論文」を検索すると、否定的な記事がたくさん出てきます。なかには「でっちあげ」や「嘘」といった表現が使われているページもあります。私も友人と飲んでいたとき、ある喫煙者の一人から「実は、受動喫煙の害は証明されていないんだよ」という言葉を聞いたことがあります（その方は私がたばこ研究の専門家だとは知りませんでした）。では、「平山論文」はデタラメなのでしょうか。「平山論文」がどういう内容で、どういう運命をたどったのかを見ていきたいと思います。

受動喫煙とは

受動喫煙とは、他人のたばこの煙を吸わされることです。本人の喫煙である「能動喫煙」の対義語で、間接喫煙、不随意喫煙と呼ばれることもあります。たばこから出る煙のうち、喫煙者本人が吸う煙を「主流煙」、たばこの先から出る煙を「副流煙」と呼ぶことから、副流煙曝露《ばくろ》（曝露＝さらされること）、環境中に放出されるたばこの煙にさらされることから、環境たばこ煙曝露などと呼ばれることもあります。[*1]

平山論文

平山論文はわずか3ページの短い論文です。後で触れる反論にも関係しますのでその中身を詳しくみてみましょう。
彼は26万5千人あまりの住民にハガキ1枚の大きさのアンケート調査を行いました（図2－1）。アンケートには、たばこを吸っているかどうかの質問が含まれていました。まず、アンケートに答えた人のうち、「たばこを吸っていない」と答えた女性約9万人を抽出します（「非喫煙女性」）。次に、その女性と同じ住所で年齢が近い男性を探し、その男性を女性の夫とみなします。そして、その夫がアンケートに答えた内容から、夫が喫煙しているかどうかを判定します。このようにして、たばこを吸っていない女性を、
夫がたばこを吸っている女性（＝受動喫煙あり）
夫がたばこを吸っていない女性（＝受動喫煙なし）
の2つのグループに分けて、その後14年間の肺がん死亡率を比較したのです。
その結果、夫がたばこを吸っている女性は、夫がたばこを吸っていない女性より、肺がんの死亡率が約1・3倍高かったのです。しかも、夫の喫煙の量が多い、つまり受動喫煙の程度が強いほどその女性の肺がん死亡率が高い傾向がありました（専門用語で用量反応関係と呼びます）。

図 2－1　平山論文のデザイン

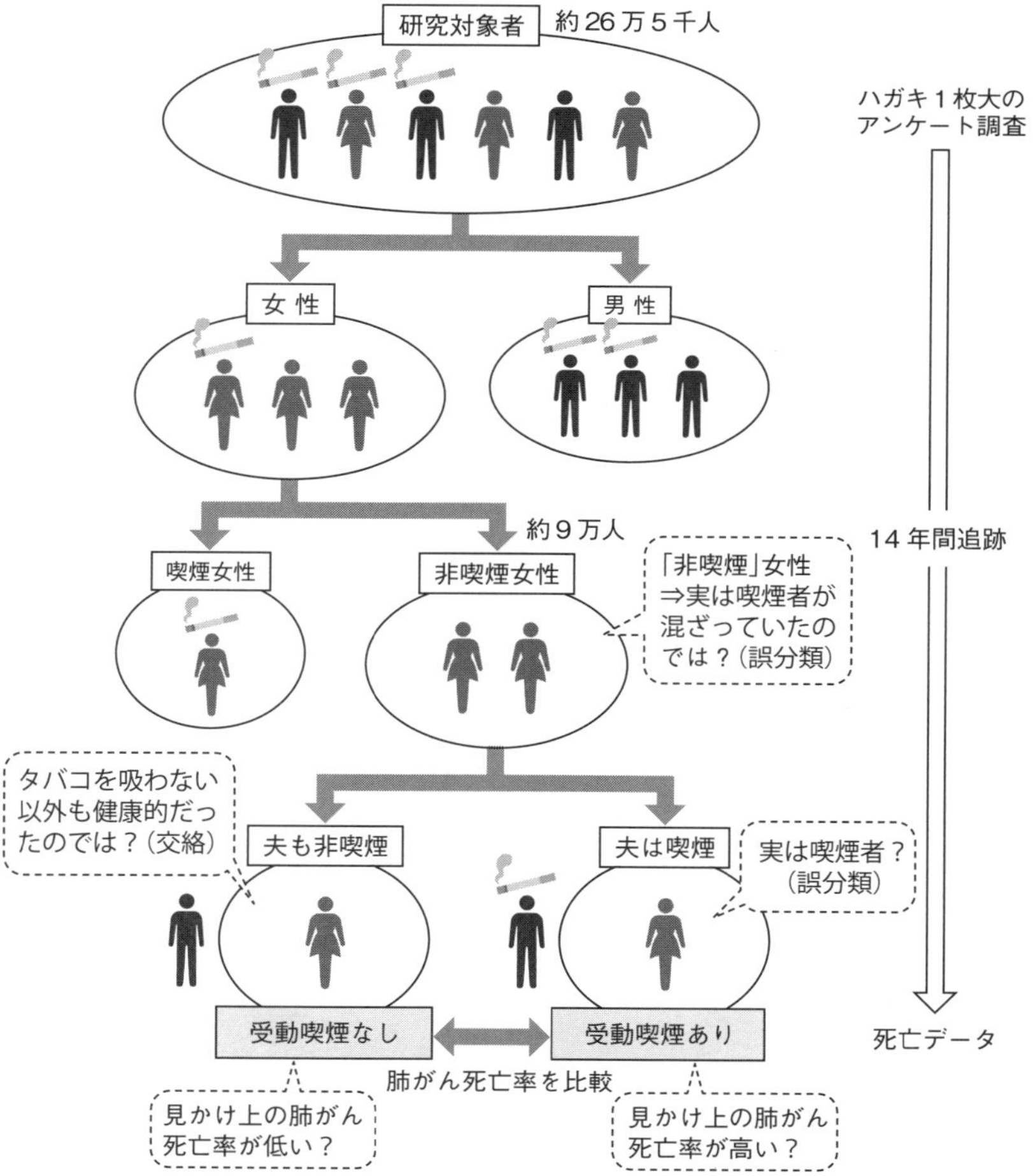

（注）破線のフキダシが平山論文への反論

科学的な反論

平山論文は、まず科学的な観点から反論されました。平山論文では、女性がたばこを吸っているかどうかをアンケート調査の回答に基づいて決めています。さらに、その女性の夫がたばこを吸っているかどうかもアンケート調査の結果だけに基づいています。特に、女性が喫煙しているかどうかをアンケートで調べた点が問題視されました。

アンケートが行われたのは１９６５年ですから、男性の約80％が喫煙者という時代です。女性の喫煙率は15％程度で今とあまり変わりませんが、男性はたばこを吸って当たり前、女性はたばこを吸うことが今ほど許されていなかったと考えられます。そのような社会的状況において、仮に女性がたばこを吸っていても、アンケートで正直に答えないのではないか、という疑問が投げかけられました。これは平山論文の根本に関わる点でした（図２－１）。

もし、本当はたばこを吸っている女性が「吸わない」とウソをついたとしたら、最初に選んだ「非喫煙女性」に実は喫煙者が混ざっていたことになります。たばこを吸う女性は夫もたばこを吸っている可能性が高いので、そのような「ニセの非喫煙者」は「受動喫煙ありグループ」に間違って入ることになります。「ニセの非喫煙者」は実際はたばこを吸っているわけですから、肺がんの死亡率も高いはずです。すると、「受動喫煙ありグループ」の肺がん死亡率が見かけ上高くなってしまいます。これを「誤分類」と呼び、平山論文は、喫煙者の誤分類で生じた見かけ上の差を、受動喫煙による差だと誤って報告したのではないか、というのです。

もう一つの反論は、男性はたばこを吸うのが当たり前の時代にたばこを吸っていなかった男性というのは、普通と違う人である、というものです。そういう男性はたばこ以外でもお酒を飲まないとか、体によい食事をしているとか、普通の男性より健康的な生活を送っていたはずで、そのような男性の妻もまた、普通の女性より健康的だったに違いない、それで見かけ上肺がんの死亡率が低かったのではないか、という反論です（専門用語で「交絡」と呼びます）。

女性の喫煙者が「吸わない」とウソをついたのではないかという誤分類の問題と、この交絡の問題は、決着がつくのに15年以上かかります。

社会的なバッシング

平山論文は、科学界だけでなく社会からも激しいバッシングを受けました。特に文壇や出版界からは「禁煙ファシズム」という言葉が生まれ、そのようなタイトルの本も出されました。

作家の筒井康隆さんは、禁煙運動を皮肉った「最後の喫煙者」という小説を書きました。当時、作家さんたちはホテルや旅館でカンヅメになり、たばこを吸いながら執筆するのが定番だったのです（最近、そんな作家さんたちのたばこへの愛に満ちた文章をまとめた本も出版されています[2]）。

新聞やテレビなどマスコミで働く人たちもほとんどが男性で喫煙者でした。報道番組などで当時の映像を観ると、会議室やデスクには必ず灰皿が置かれ、男性たちがたばこの煙が充満したガス室のような中で働いていました。応接室にはガラス製の重い灰皿が中央にどんと置かれていました（サスペンスドラマでは凶器に使われることもよくありました）。

電車やバスはもちろん、国際線の飛行機でも当たり前のようにたばこが吸われていました。男性なら誰でも、どこでもたばこを吸えた時代に、たばこを吸うことが本人だけでなく周りの人に健康被害を与えるという話は、受け入れがたいものだったのでしょう。[*2]

その後の科学的検証

受動喫煙で社会が混乱する中、科学界は冷静に、緻密な検証を進めていました。日本だけでなく世界中の国や地域で、平山論文と同様の結果が出るかを検証する研究が行われました。さらに、複数の研究結果を統合する研究もたくさん行われました（メタアナリシスと呼ばれます）。

2007年にオーストラリアのテイラーらがまとめた論文には、過去に行われたメタアナリシスがリストされており、その数はテイラーらのものを含めて21件もありました。[3] 一つのメタアナリシスには複数の研究が統合されていますので、個々の研究の数はもっと多くなります（テイラーが統合した研究は合計55個）。そして21件の研究結果のうち、実に20件が統計学的に意味のある差を示していました。残りの1件は、中国で行われた6個の研究を統合した規模的に小さいものでした。

平山論文への反論の大きな論点であった、女性の喫煙者が「吸わない」とウソをついたのではないかという誤分類の問題についても検証作業が行われました。その中でも重要なのが1997年に発表されたハックショーらの研究です。[4] 彼らは、対象者の尿や唾液などに含まれるニコチン由来の物質を測定したデータから、アンケートで答えた自己申告の喫煙有無が正しいかどうかを調べたのです。その結果、「たばこを吸っていない」と答えた人のうち本当は喫煙者であったと思われるのは約2％で、そのウソの分を差し引いたとしても、受動喫煙による肺がんのリスクの増加が観察されることを示しました。

ハックショーらは、平山論文へのもう一つの反論であった「交絡」の問題についても検証しました。その結果も、受動喫煙と肺がんとの関係を覆すものではありませんでした。同じ年に出版された日本人を対象とした研究でも、アンケートによる喫煙有無の自己申告は信頼できるものでした[5]。

このように書くとすんなり進んだような印象を受けるかもしれませんが、ハックショーらの研究が報告されたのは１９９７年、平山論文が発表されて16年後のことです。２００７年のテイラーらが報告した、過去の研究結果をすべて合わせた受動喫煙の肺がんリスクは１・3倍でした[3]。平山論文が世界で初めて報告した１・3倍という数字は、その後26年分の研究によって、その確からしさが認められたのです。２０１６年には日本人を対象とした9個の研究を統合した結果が報告され、その結果も１・3倍で同じでした[6]。平山論文が出てから実に35年後のことです。

実験研究も含めた検証

平山論文を始め、受動喫煙と肺がんとの関係を示した研究は「疫学調査」といいます。図2-1で示したとおり、「疫学調査」の手法は、住民にアンケートなどをとって受動喫煙の有無を調べ、その後一定期間（たとえば10年）追跡して肺がん死亡率を比較するタイプの研究です。これでは体の中で受動喫煙による病気がどう引き起こされるかのメカニズムはわかりません。そこで、動物実験や細胞レベルの実験なども含めた検証が行われました。

2004年、国際がん研究機関（IARC：International Agency for Research on Cancer）は、受動喫煙に発がん性があるかどうかを、それまでに行われた疫学研究、動物実験、発がんプロセスの研究などを総合して評価しました。その結果、受動喫煙（原文では「環境たばこ煙」）は、「ヒトに対して発がん性がある（グループ1）」と判定されました。[7] 実は、国際がん研究機関は1986年にも同様の評価を実施したことがありました。そのときは受動喫煙とがんの関係について「現時点ではリスクがあるという証拠と、ないという証拠が混在している」として明確な判定を避けています（ただし、本文には「たばこの煙の成分を考慮すると、いくらかがんのリスクを上げると結論できる」という記述があります）。

国際がん研究機関は、健康リスクの評価では保守的であることが知られており、科学的によほど確かにならないと「ヒトに対して発がん性がある」という判定をしない傾向がありま す。それは、いったん発がん性があると判定すると、その物質を法律などで規制する必要が出てくるからです（第1部の表1‐2参照）。国際がん研究機関が発がん性を認めたということは、1980年代から20年近くを経て、はっきり結論が出せるほどの科学的証拠がそろ

図2-2　受動喫煙の健康影響についての2016年「たばこ白書」の結論

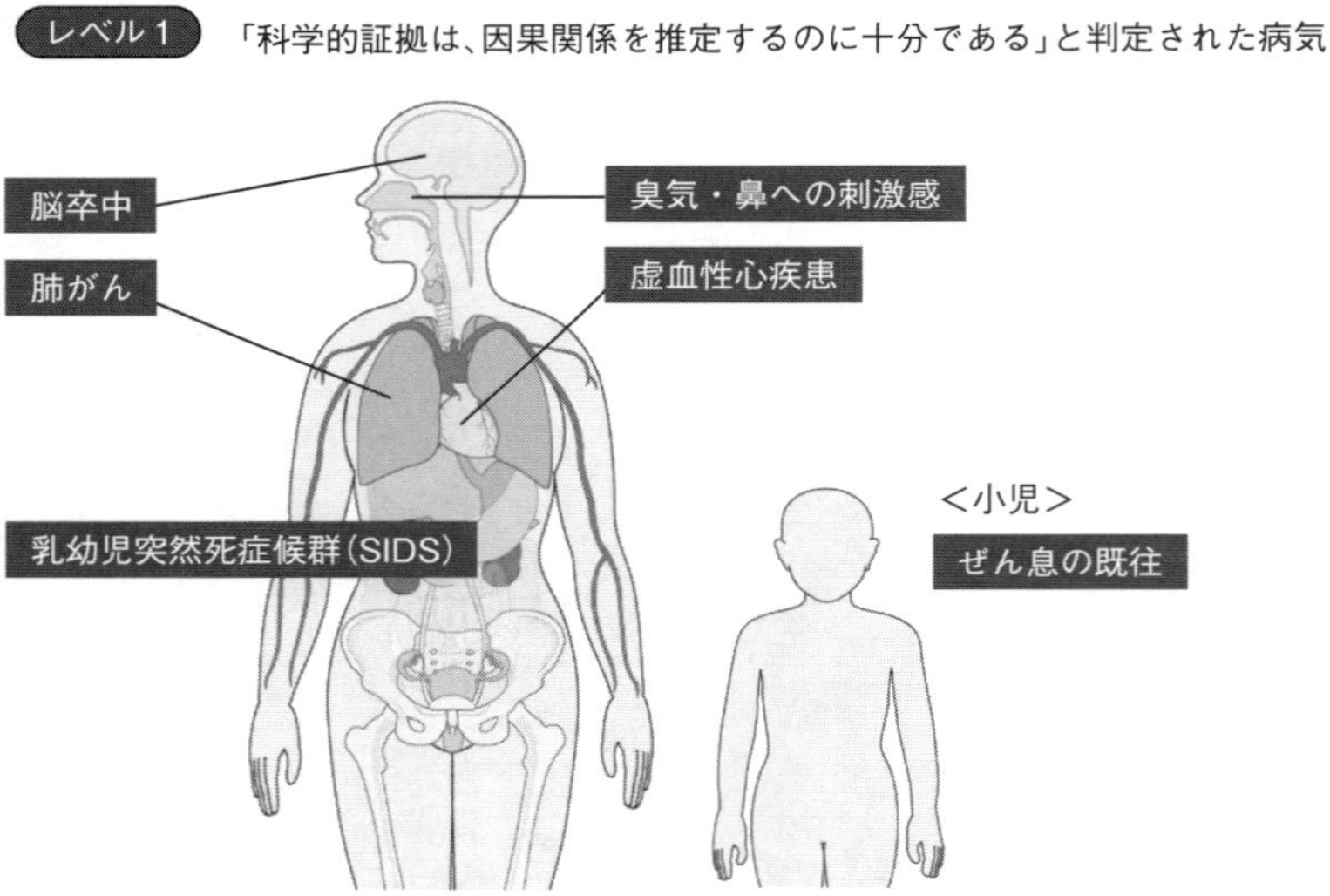

注：レベル2（科学的証拠は，因果関係を示唆しているが十分ではない）と判定された病気などは，鼻腔・副鼻腔がん，乳がん，早産，低出生体重・胎児発育遅延，急性呼吸器症状，慢性閉塞性呼吸器疾患（COPD），小児のぜん息の発症・重症化，う蝕，中耳疾患などがある
出典：喫煙の健康影響に関する検討会報告書（http://www.mhlw.go.jp/stf/shingi2/0000135586.html）

ったということになります。

その2年後、2006年には米国政府の公衆衛生総監（Surgeon General）が受動喫煙に関する報告書を出しました。[8] 公衆衛生総監は米国連邦政府の公衆衛生部門のトップで、大統領が任命する大事なポストです。

第1部3章でも紹介したとおり、この報告書は喫煙の健康影響の評価で国際的に最も権威があり、2006年の報告書は受動喫煙がテーマでした。受動喫煙だけで727ページにも及ぶ膨大な資料になっています。この報告書の特徴は、受動喫煙の害について、疫学研究、実験研究などを総合して、「因果関係があるか」の判定をしている点にあります。ここでいう「因果関係」とは、その原因がなかったら、「当該疾患の発生を減らすか、遅らせることができること」と定義されています。「もし受動喫煙がなかったら、その病気になるリスクが減っていたか」ということです。そして、肺がん、虚血性心疾患（心筋梗塞、狭心症などの心臓病）などについて、受動喫煙と因果関係がある（科学的証拠は、因果関係を推定するのに十分である）という判定を下しました。

なお、日本ではこの報告書にそって、2016年に通称「たばこ白書」という報告書が作られ、日本人を対象とした研究の評価が行われました[9]。その結果、日本人についても、肺がん、虚血性心疾患、脳卒中、小児のぜん息、乳幼児突然死症候群（SIDS）について、受動喫煙と因果関係があると判定されました（図2-2）。

それでも「受動喫煙の害は証明されていない」？

これまで見てきたように、受動喫煙の害は30年近い歳月をかけて、科学的に厳密に検証され、国際的には2000年前後に決着がつきました。病気の原因の議論で、受動喫煙ほど長い間論争が続いたものは他にありません。なぜこれだけ時間がかかったのでしょうか？　科学的には結論が出ている問題なのに、なぜいまだに「受動喫煙の害は証明されていない」という説がはびこっているのでしょうか。その理由を理解するには、受動喫煙をめぐって繰り広げられてきた陰謀について知る必要があります。

2. 本当にあった陰謀の話

受動喫煙はたばこ産業のアキレス腱

2016年の9月、インターネット上でちょっとした炎上事件がありました。国立がん研究センターが受動喫煙で肺がんリスクが1・3倍になるという発表を行った際、それに対して日本たばこ産業（JT）が否定的なコメントを出したため、そのコメントに対してさらに反論する見解を国立がん研究センターが出したところ、ツイッターなどで話題になったというものです。

この一件に限らず、たばこ産業は受動喫煙問題について非常に敏感に反応します。たとえばJTのホームページには「たばこ対策等に関するJTの考え方・コメント」というタイトルで2014年から2018年8月まで16の記事が掲載されていますが、そのうち13が受動喫煙についてのものです（その大部分は受動喫煙防止の法制化に否定的なもの）[10]。これらの反応は、たばこ産業にとって受動喫煙問題がいかに大きなものかを物語っています。

受動喫煙＝他者危害

たばこ産業は、喫煙は「嗜好品」であり、個人が自分の意思で選んで楽しむものであるというスタンスをとり続けてきました。たばこ産業は、たばこが喫煙者本人（＋妊娠・出産）にとって害であることは公式に認めています。たとえばＪＴのホームページには、

「喫煙は、肺がん、心筋梗塞等の虚血性心疾患、肺気腫等の慢性閉塞性肺疾患など多くの疾病や、低出生体重児、流・早産など妊娠に関連した異常、といった特定の疾病（妊娠に関連した異常を含む）のリスクを伴います」

とした上で、

「喫煙するかしないかは、喫煙の健康への影響・リスクに関する情報に基づいて、個々の成人の方が決めるべきものです」

と書かれています[11]。つまり、リスクを知った上で、自己責任で吸ってください、ということです。しかし、もし受動喫煙の健康被害があるとすると、「喫煙＝自由」という大前提が崩れてしまいます。喫煙者本人はたばこを吸って自分の健康を害する自由はあるかもしれませんが、周りの人の健康を害する自由まではないからです。この他者危害性こそが、たばこ産業側が受動喫煙の害をかたくなに認めてこなかった理由です。受動喫煙の害が認められてしまうと、周りに人がいる場所での喫煙が禁止される恐れがあり、たばこの売上げにとっても死活問題になります。

なお、第1部で述べたとおり、喫煙者本人であってもニコチンの依存性によってたばこを吸わされている側面がありますので、完全に自由なわけではありません。

「いまだ証明されていない」という決まり文句

たばこ産業は、受動喫煙の害について「いまだ証明されていない」という決まり文句を使ってきました。ＪＴのホームページにも

「環境中たばこ煙への曝露と非喫煙者の疾病発生率の上昇との統計的関連性は立証されてい

ていないものと私たちは考えています」（傍点は筆者）

と書かれています。[12] 実は、この「いまだ証明されていない」という決まり文句は、たばこ産業が能動喫煙についてもずっと使い続けてきたものです。

１９５３年11月26日、米国のアメリカン・タバコ社のポール・ハーン社長が報道機関に対してある声明を出しました。その声明では、「たばこは健康を害さないと信じています」という意思表明が行われ、

「喫煙が肺がんを発生させるということが本当かどうかは証明されていません」（傍点は筆者）

と書かれていました。[13] それから約1か月後の１９５４年1月4日、米国の14のたばこ関連会社の社長が連名で、全国４４８の新聞に一斉に意見広告が出ました。アメリカン・タバコ社のポール・ハーン社長はその筆頭に名前があります。「喫煙者への率直な訴え」（A Frank Statement to Cigarette Smokers）と題されたこの意見広告には、以下の４つが箇条書きで述べられていました。（傍点は筆者）

1. 最近の医学研究は、肺がんには数多くの原因があることを示している
2. 何が肺がんの原因かについて、医学界で合意されていない
3. 喫煙が肺がんの原因の一つであるとは証明されていない
4. 喫煙と肺がんに関係があると主張する統計は、現代生活に存在するたばこ以外の数多くの物にも同様に適用できる

その後に、

「私たちの作る製品は健康を害さないと信じています」

というポール・ハーン社長の声明と同じ文言が入っていました。
誤解のないようにいうと、これは受動喫煙ではなく能動喫煙についてです。たばこ産業は、かつては能動喫煙ですらその害を認めていなかったのです。それどころか、この「率直な訴え」のように、たばこが「安全」であるかのような誤解を与えるメッセージを出し続けていました。

1950年代に編み出された戦略

ここで1950年代という時代を振り返ってみましょう。この時代は、たばこと肺がんとの関係を示す研究結果が出始めた時期でした。1950年、英国のリチャード・ドールとブラッドフォード・ヒルが、喫煙と肺がんとの関係を示す疫学研究を世界で初めて発表しました（厳密には、米国のアーニスト・ウィンダーとエヴァーツ・グレイアムが同じ年の数か月前に発表していました）。1954年、ドールらはさらに大規模で精度の高い研究で喫煙と肺がんとの関係を示しました。

このような背景から、一般向けの雑誌や新聞でも喫煙とがんの話題が取り上げられるようになり、喫煙者の間にたばこの害への不安が広がりつつありました。実際1953年には、米国で紙巻きたばこの消費量が初めて減少に転じます。そのような背景から、たばこ産業は喫煙者や消費者に向けてたばこが「安全」であることをアピールする必要があったのです[13]。

「証明されていない→研究が必要」の無限ループ

たばこ産業が共同で出した「率直な訴え」には、もう一つ大事な声明が含まれていました。

それは、喫煙と健康についての研究を支援するために、「たばこ産業調査研究委員会」という財団を作る、という宣言です（英語名は Tobacco Industry Research Committee：ＴＩＲＣ、後に「たばこ研究協議会」Council for Tobacco Research：ＣＴＲと名前を変えます）。たばこと健康の害について「証明されていない」と訴えるだけでなく、それを明らかにするために「研究」を進めるというわけです。

一見、企業の社会的責任を果たす立派な行いのように見えますが、実態は違いました。そもそもこの財団は、「たばこは健康を害さないと信じています」という表明をしたアメリカン・タバコ社のポール・ハーン社長が組織したものでした。財団の事務所は、たばこ産業の広報を担当していた大手広告代理店のオフィスを間借りしていました。財団内には研究資産の配分を決める「科学諮問委員会」が組織されましたが、その人選はすべてたばこ産業側が行い、喫煙と肺がんとの関係を支持する研究者は含まれませんでした[13]。

科学諮問委員会のトップには、アメリカ対がん協会のトップやミシガン大学の学長などを歴任したクラレンス・Ｃ・リトル[*3]という遺伝学の大御所が招かれました。彼は当初から喫煙＝肺がん説に懐疑的で、自らの専門である遺伝や、栄養、ストレスの研究が大事だと主張していました。１９６４年、米国公衆衛生総監が喫煙とがんとの関係を認める報告書を出したときも、彼は自らラジオ番組に出演し、「喫煙と肺がんとの関係は統計学的なものにすぎない」、「たばこを吸っていなくても肺がんになる」と反論しました[14、15]。

この財団の資金の多くは、喫煙とは直接関係のない遺伝や、栄養、ストレスなどの研究に割り当てられ、喫煙が肺がんの原因であるという話題をそらすための広報活動が、全国の医師や国民向けて行われました[13]。喫煙と肺がんとの関係を明らかにすると称して作られたはずの財団は、喫煙の害が*4「いまだ証明されていない」、「さらなる研究が必要である」というメッセージを広める役割を果たしたのです。

受動喫煙の害をめぐるたばこ産業の猛攻

受動喫煙の害についても、たばこ産業は能動喫煙で培われた戦略を用いました。しかも、受動喫煙の害に対しては、かつてないほどのスピードと規模で、反・平山論文のキャンペーンを展開します。主体となったのは、たばこ産業の業界団体である「たばこ協会」(Tobacco Institute)のトップ、ホレイス・R・コーナゲイ(民主党の議員も務めた人物)と統計部門の責任者だったマーヴィン・A・カステンバウムでした。

まず、カステンバウムは平山論文に誤りがないかを執拗に調べ、ある単純な「計算ミス」があると疑いました。そして、有名な統計家のナタン・マンテルにその部分の検証を依頼しました。[16] マンテルは、論文からわかる範囲でしか答えられないが、との限定条件を付けながらも「統計値を誤って解釈しているかもしれない」との返事を書きました。この返事を受けとった「たばこ協会」は、この「計算ミス」を平山論文をおとしめるための大々的なネガティブ・キャンペーンに利用します（後で述べる通り、実際は計算ミスはありませんでした）。

コーナゲイは平山の所属していた国立がん研究センター総長と、平山論文が掲載された雑誌（ブリティッシュ・メディカル・ジャーナル）宛てに、「根本的な計算ミスがある」と糾弾するテレグラムを送りました。そこには、マンテルを含め複数の統計家がこの事実を確認した、と述べられていました。そして、同じ内容をプレスリリースとして全国のマスメディアにばらまいたのです[16]。

実際は、この「計算ミス」はまったくの濡れ衣でした。たばこ産業側を含む複数の統計家が検証したところ、平山論文の計算結果が正しいことが確認されたのです。「たばこ協会」は、実際は「計算ミス」がなかったことを知った上で、それをマスメディアにばらまいたのだ、というメモも残っています[16]。「計算ミス」を確認した、とされた統計家のマンテルは、タイム誌の取材に対して「たばこ産業に言わされたんだ」と発言しています[16]。

「計算ミス」がなかったという事実とは無関係に、大々的なネガティブ・キャンペーンの結果、世の中には平山論文があたかもウソであるかのような情報が広がりました。ニューヨ

図２－３　平山論文に「計算ミス」があると報じたニューヨーク・タイムズの記事

「喫煙者の妻のがん研究に計算ミス」という見出しとともに，「マンテルの発見を二人の統計家も確認した」というコーナゲイのコメントが掲載されている

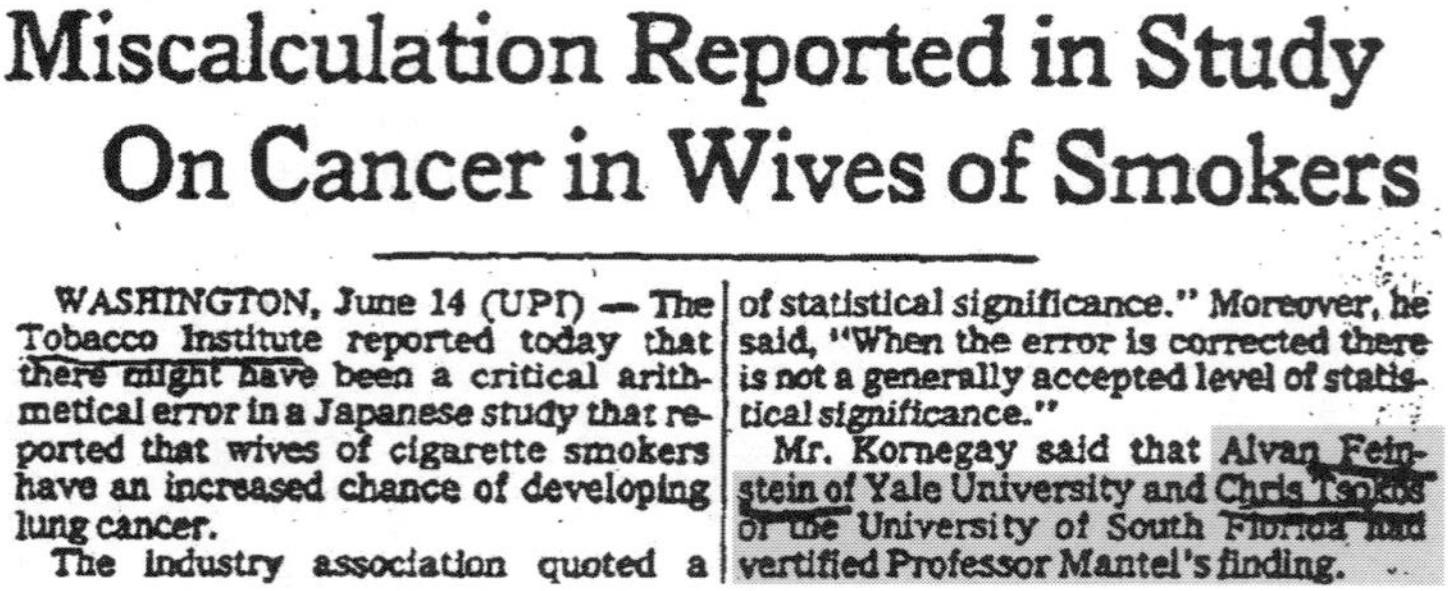

Miscalculation Reported in Study On Cancer in Wives of Smokers

WASHINGTON, June 14 (UPI) — The Tobacco Institute reported today that there might have been a critical arithmetical error in a Japanese study that reported that wives of cigarette smokers have an increased chance of developing lung cancer.

The industry association quoted a of statistical significance." Moreover, he said, "When the error is corrected there is not a generally accepted level of statistical significance."

Mr. Kornegay said that Alvan Feinstein of Yale University and Chris Tsokos of the University of South Florida had vertified Professor Mantel's finding.

出典：https://www.industrydocumentslibrary.ucsf.edu/tobacco/docs/#id=pswf0132

ーク・タイムズの記事では（図２－３）、「計算ミス」という見出しとともに平山論文に致命的なミスがあったと報じられ、「マンテルの発見（ミス）を二人の統計家に確認してもらった」（カッコは筆者が追加）というコーナゲイのコメントが掲載されています[16]。

同じ時期、たばこ産業は、一般国民向けに受動喫煙についての意見広告も出しました。この広告では平山論文に対する直接的な批判を避けつつ、「論争がある」、「疑いがある」、「疑問視されている」などの言葉をちりばめ、平山研究を否定する専門家の研究とコメントを紹介しています。

「たばこ協会」が繰り広げたこのネガティブ・キャンペーンについては、その作戦文書が残っています[16]。そこには、たばこ産業の組

織を総動員して、全米中の200を超える新聞、テレビ、ラジオに働きかける作戦が克明に記されています。この作戦文書のタイトルは「平山とガーフィンケルの話の宣伝」(Promotion of Hirayama and Garfinkel Stories) と題されています。ローレンス・ガーフィンケルは米国対がん協会 (American Cancer Society) の疫学者で、平山論文が出る前後に受動喫煙との関係に否定的、あるいはリスクがあってもわずかであるという論文を出していました。米国対がん協会は非常に影響力のある組織でしたので、ガーフィンケルの論文は平山論文を否定するシンボルになりました。

ガーフィンケル自身は、後に受動喫煙で肺がんのリスクが上がるという別の研究結果も報告しています。おそらく彼は、受動喫煙否定派というわけではなく、当時の科学的証拠から断定はできない、というスタンスだったと想像されます。ガーフィンケルの科学的スタンスがどうであれ、たばこ産業にとって、彼の論文は、「受動喫煙の害がない」という宣伝に非常に好都合だったのです。

たばこ会社がたばこ研究の財団を作る

能動喫煙の害に対する戦略と同じように、たばこ産業は受動喫煙の害を明らかにするためと称して研究財団を設立しました。平山論文が出て7年後の１９８８年、米国の3つのたばこ会社が共同で「屋内空気研究センター」（Center for Indoor Air Research：ＣＩＡＲ）という財団が設立されました。[13]

財団の目的は「受動喫煙を含む屋内空気について質の高い客観的な研究を助成すること」とされていました。この財団には2種類の研究制度が設けられています。一つは「一般査読」研究（英語ではPeer-reviewed）、もう一つは「特別査読」研究（英語ではSpecial-reviewed）です。「一般査読」は科学者チームによる選考で選ばれたのに対して、「特別査読」はたばこ産業の役員らが直接選びました。「特別査読」により選ばれた研究は、受動喫煙の害を否定したいたばこ産業の意向に沿うデータを出す役割を果たし、「一般査読」研究は受動喫煙以外の幅広いテーマを扱うことで、科学的な中立性や客観性をアピールするとともに、受動喫煙問題から関心をそらす役割を果たすことが意図されていたのです。[17]

日本でも、１９８６年にＪＴ（日本たばこ産業）および関連企業が出資して「喫煙科学研究財団」が設立されています。財団設立のための寄付金の約9割はＪＴが負担していました。[18]この時期、ＪＴは前身の日本専売公社から民営化（１９８５年）された直後で、米国産たばこへの市場開放の圧力も高まっていました（１９８７年に米国たばこへの関税が撤廃されます）。さらに、１９８７年には、たばこ産業にとって打撃になりうる二つの大きなイベントが予定されていました。一つは東京で開催される「第6回喫煙と健康世界会議」、もう一つは厚生省（当時）による「喫煙と健康問題に関する報告書」（通称「たばこ白書」）の公表です。これらに対抗するために、日本のたばこ産業は大規模な広報戦略をとる必要があったのです[18,19]。

米国と同じように、「喫煙科学研究財団」には「科学的な独立性」を保つことを目的とした「研究審議会」が組織され、当時の医学界、あるいはがん研究の重鎮たちが招かれました。この「研究審議会」のメンバー10名中7名は、日本専売公社時代に組織した「喫煙と健康に関する研究運営協議会」のメンバーでした（当時の国立がんセンター研究所長も含まれていました）[18]。この協議会が1985年にまとめた報告書では、「喫煙が精神と身体の健康に与える影響は科学的に証明されていない」（傍点は筆者）という決まり文句が使われています[20]。

日本のたばこ産業は、日本専売公社の時代から米国のたばこ産業と綿密に情報交換しながらこれらの戦略を練っていました。1983年、日本専売公社の担当者ら3名が米国「たばこ協会」のコーナゲイとカステンバウムを訪問し、喫煙が健康にとって「利益になる」(beneficial) 研究領域について興味があると発言した上で、第1部3章で例にあげた潰瘍性大腸炎についてのニューイングランド・ジャーナル・オブ・メディシンの論文や、パーキンソン病、心理面の研究の情報を得たことが記録されています[18]。

1986年には、JTの担当者ら4名が米国フィリップ・モリス・アジア社のマシュー・ウィノカーと会合を持ち、たばこの政策に影響を及ぼすために研究財団を設立する計画を伝えています[18]。この会合では、平山論文への対抗手段や、たばこの政策を審議する政府の委員会へ影響力を行使する方法などについても話し合われています。その翌月に行われた会合では、上記の日本専売公社時代にまとめられた「証明されていない」という報告書が「禁煙派の圧力に対応するためのJTの取組みの一部である」ことや、禁煙派と戦うために有名人や映画スターを使って喫煙のプロモーションを行うことなどがJTの担当者の発言として記録されています[18]。

科学としての一線を超える

たばこ産業が、自らが製造する製品の安全性や危険性についての研究に出資して、その結果を広報に用いることは、産業界として特に問題のないことのように思えるかもしれません。出資者の意向で研究結果が多少ゆがんだとしても、たばこ産業からお金をもらっていることをきちんと開示すれば問題ない、という見方もあります。さらに、第2部1章でみたように、受動喫煙の害についてはは純粋に科学的な意味でも反論が多くあり、「証明されていない」という主張は必ずしも間違いとは言い切れない部分がありました。しかし、平山論文の「計算ミス」の例に示されているとおり、受動喫煙をめぐってたばこ産業がとった行動は、明らかに「科学」をゆがめる行為でした。そして、たばこ産業は科学として超えてはならない一線を超えてしまいます。それが研究不正です。次章では、たばこ産業が行った研究不正について見ていきます。

3. たばこ産業の研究不正

多くの人は、科学者は正直であると考えているでしょう。しかし、残念ながら科学の歴史はねつ造や改ざんなどの研究不正の歴史でもあります。古くは万有引力の法則を発見したニュートンや、遺伝の法則を発見したメンデルも、理論に合うように実験データを改ざんした可能性を指摘されています[21]。

日本では、２０００年に「ゴッドハンド」と呼ばれた考古学者が、実は自分で石器を埋めていたことが現場映像とともに明らかにされたことが話題になりました[22]。これらの研究不正は個人の信念や虚栄心などが背景にあるケースですが、受動喫煙の害の場合、たばこ産業が商業的利益を守るために数々の研究不正を行ってきました。その最も大きな例の一つが「日本人配偶者研究」です。

「日本人配偶者研究」

1981年に受動喫煙と肺がんとの関係を報告した平山論文は、たばこ産業にとってきわめて都合の悪いものでした。平山論文に「計算ミス」があるように見せかけたネガティブ・キャンペーンは論文が出版された1981年に集中的に行われたものでしたが、たばこ産業はより長期的なスパンで、より「科学的」に平山論文を攻撃する計画を立てました。それが「日本人配偶者研究」(Japanese Spousal Study) です。

平山論文の最大の弱点は、「非喫煙女性」に実は喫煙者が混ざっているのではないかという「誤分類」でした(第2部1章の図2-1)。たばこ産業もこの問題に目をつけました。日本ではたばこを吸う女性が少なく、社会的にも望ましいこととされていなかったため、アンケート調査で「非喫煙」と答えた女性が実はたばこを吸っていたという説明は、非常に腑に落ちるものだったからです。

この仮説を立証するためには、アンケート調査の結果を、尿や血液など、より客観的な検査の結果と比較して、自己申告がウソであることを示すのが効果的です。彼らもそう考えました。[23] たばこ産業は、この研究が日本人によって行われることが重要であると考えていましたし、欧米では誤分類がそれほど多くないという研究が1980年代から出されていました。

平山論文の信頼性を落とすためには、日本人のデータが必要だったのです。[24]

たばこ産業のトータルプロデュース

「日本人配偶者研究」の実質的な主体は、米国最大のたばこ会社フィリップ・モリス社でした。フィリップ・モリス社の担当者が、当時副社長だったスティーブ・パリシュ宛てに出した手紙には、この研究がいかに重要で、会社としてサポートする価値があるかが述べられています。[23] 当初この研究は、たばこ産業そのものではなく、たばこ会社が設立した財団（屋内空気研究センター：ＣＩＡＲ）（第2部2章参照）に出資させるというアイディアでした。当時の手紙には、「たばこ産業の関与を隠すためにＣＩＡＲの出資とする」という生々しい記述があります。[23] しかし最終的には、ＣＩＡＲの資金不足の問題もあり、フィリップ・モリス社を始めとする6つのたばこ会社が出資することになりました。

たばこ産業の意向を受けて動いたのはクリストファー・プロクターという人物でした。彼は、コビントン・アンド・バーリング（Ｃ＆Ｂ）法律事務所の科学アドバイザーで、ブリティッシュ・アメリカン・タバコ社（ラッキーストライク、ケントなどのブランドで知られる）とも密接なつながりがありました。この法律事務所は米国最大ともいわれ、フィリップ・モリス社などたばこ産業のコンサルタントをしていました。総額20万ドル弱（当時の為替レート1ドル137円で約2千7百万円）の予算から、研究の管理・運営費として3万ドル（約4百万円）がC&B法律事務所に支払われました。[24]あくまで日本人が行った研究であることをアピールするために、クリストファー・プロクターの名前も表には出さずに行われました。[23]

C&B法律事務所以外にも、ピーター・N・リーという人物がコンサルタントとして参加し、5千ドル（約70万円）が支払われていました。[23]このコンサルタントについても、研究発表で名前を出さない方針でした。[24]このリーという人物は、後に「日本人配偶者研究」の発表において重要な役割を演じることになります。

日本人の研究者として、帝京大学医学部公衆衛生学教室の矢野栄二と東京女子医科大学衛生公衆衛生学教室の香川順が選ばれました。矢野は呼吸器の専門家として、香川は尿中の化学物質測定の専門家として選ばれています。[24]研究は第1フェーズと第2フェーズに分けて行われ、1991年の第1フェーズでは大阪と静岡で20～55歳の主婦200人ずつに対してインタビュー調査と尿の採取が、翌年の第2フェーズでは大阪の対象者のうち100人に対して装着型と据え置き型の測定器による空気中のニコチン濃度測定と、尿とだ液の採取が行われました。[25]

C・プロクターは、研究の進捗を出資者である6つのたばこ会社に逐一報告していました。たとえば、1991年12月23日には「交絡」の分析結果についての報告と、尿の分析をこれから行うとの報告[26]、翌1992年4月にはデータがすべてそろったとの報告[27]が行われています。このように、「日本人配偶者研究」は、たばこ産業側がプロデュースを行い、日本人研究者は一役者にすぎないという構造でした。*5

「根本的な問題」のある論文

論文の作成もたばこ産業側が主体となって行われました。1992年4月21日、C・プロクターから最初の原稿と思われるものがたばこ会社に送られています(図2-4)。この原稿では、「非常に高い割合で誤分類がある(非喫煙者と答えた者のうち20％が実は日常的な喫煙者だった)」、「喫煙者と同居している者はさまざまな肺がんの危険因子を持っている」という記述がありました。つまり、平山論文の2つの弱点であった「誤分類」と「交絡」の存在をともに立証したかのような結論となっていました。

しかし、この論文には重大な問題がありました。「誤分類」と「交絡」があったという結果が、矢野が分析した結果とはまったく逆だったのです。しかも、4月21日の原稿は矢野が

図2-4　クリストファー・プロクターからたばこ会社に送られた最初の原稿

DRAFT

Confounding factors in epidemiologic studies of spousal smoke exposure in Japanese Women

E. Yano[1] and J. Kagawa[2]

著者は E. Yano and J. Kagawa とあるが，矢野はこの原稿を見たこともなかったと述べている

[1]Teikyo University, Tokyo, Japan
[2]Tokyo Women's Medical College, Tokyo, Japan

第2段落に「非常に高い割合で誤分類がある」，「非喫煙者と答えた者のうち20%が日常的な喫煙者」，「喫煙者との同居は様々な肺がんの危険因子と相関している」の記述がある

Abstract

This paper reports the findings of a study of 400 Japanese women living in either Osaka or Okayama. The objective of the study was to determine whether certain lifestyle factors correlate with being a smoker or living with a smoker. Each of the subjects was asked a series of questions concerning diet and lifestyle, and each supplied a 50 ml sample of urine for cotinine analysis. The cotinine data were used both to confirm whether the subject was a smoker and to investigate correlations between reports of the husband's smoking and exposure to airborne nicotine.

The results reveals a very large percentage of misclassification of smoking status (around 20% of self-reported non-smokers being regular smokers). Moreover, it was found that living with a smoker correlated strongly with a variety of lifestyle factors thought to be independent risk factors for lung cancer or heart disease. These findings confirm that epidemiologic studies of spousal smoking that have not corrected for such confounding factors must be interpreted with caution.

出典：https://www.industrydocumentslibrary.ucsf.edu/tobacco/docs/#id=ylyd0079

筆頭著者として書いたことになっていましたが（図2−4）、この時点で矢野には何も知らされていませんでした[25]。

同じ年の6月23日、C・プロクターはたばこ会社に改訂版の原稿を送りました。その原稿でも、「誤分類」と「交絡」があったという結論は変わっていませんでした。一方、著者の欄には、矢野、香川の名前の後に、ピーター・N・リーの名前が追加されていました。当初の計画ではリーの名前は

表に出さないことになっていましたが、[24] ここで方針が微妙に変わったことがわかります。

1992年10月13日、C・プロクターから矢野へ初めて原稿が送られます。この原稿は、6月23日にC・プロクターがたばこ会社に送った原稿と同一です。しかし著者の名前は書かれていませんでした。矢野はこの原稿を読んで、自分の分析結果と逆の結論になっていることに気づきました。矢野は、分析が誤っていることをC・プロクターにファックスや手紙で何度も伝えました。矢野を含めた日本人研究者が分析結果に懸念を示していることは、たばこ産業の活動記録にも残っています。[28]

しかしC・プロクターは、言い過ぎの部分があったと認めつつも、分析結果を改めませんでした。1993年7月7日、矢野はC・プロクターへのメッセージで改めて分析結果の誤りを指摘し、「根本的な問題について話し合いたい」と伝えました。[25] この通信を最後に、矢野とC・プロクターとの通信は途絶えることになります。

研究者に知らせずに出版

その10日後の7月26日、C・プロクターは論文を投稿することになったという報告をたばこ会社にしました。[29] 投稿先はブリティッシュ・メディカル・ジャーナル、平山論文が掲載された雑誌です。このとき、「矢野と相談した結果、著者はピーター・N・リーだけにする」ということが書かれていました。つまり、もともとあった矢野と香川の名前が削除され、リーだけの名前で発表することになったのです。

もちろん、矢野はこの動きを知らされていませんでした。そもそも矢野はC・プロクターとのやりとりの中でリーの名前や役割を聞いたことはなかったと述べています。[25] ところが約1年後、矢野は偶然この論文がリーという人物によって投稿された事実を知ります。1994年11月、東京での会合で同席したドイツ人研究者フランツ・アドルコファーからこの論文のことを知らされたのです。アドルコファーはリーの論文が投稿された雑誌の編集委員と付き合いがあり、その論文の査読（投稿論文のチェックをすること）を頼まれたのだと矢野に話しました。[*6] 当時、矢野は、リーの分析結果が誤っていることを示すファックスをアドルコファーにも送り、出版に合意していないことを伝えています。[25, 30] このような経緯から、矢野はこの論文が出版されることなくお蔵入りになったと思っていました。

結局この論文は、1995年にドイツの産業環境保健分野の雑誌（International Archives of Occupational and Environmental Health）に掲載されました。[31] これは、アドルコファーが査読を頼まれたと話していた雑誌です。当初の計画どおりブリティッシュ・メディカル・ジャーナルに投稿されましたが不採択となり、その後いくつかの雑誌でも不採択になった後、ややマイナーなこの雑誌に投稿されたという経緯をたどっていました。著者はピーター・N・リー一人だけで、内容はやはり「誤分類」と「交絡」があったという結論のままでした。矢野の名前は、謝辞（論文の最後に感謝を述べる部分）にだけ記載されていました。研究代表者の名前が本人の承諾もなく謝辞だけに掲載されるというのは、研究倫理上ありえないことです。

研究者側の執念の反論

このようにして、「日本人配偶者研究」は、研究代表者があずかり知らないところで結果が誤ってまとめられ、実際とは逆の結論で論文として発表されてしまいました。論文が出版されてから7年後の2002年、また大きな動きがあります。カリフォルニア大学のミー・キョン・ホンとリサ・A・バロが「日本人配偶者研究」をめぐってたばこ産業が行った研究不正をあばく論文を書いたのです[23]。

この論文は矢野の目にも止まり、ピーター・N・リーの論文がお蔵入りになることなく出版に至っていたことを知りました。さらに、ホンとバロの論文では、矢野自身が研究計画を提案し、最初の原稿を書いたかのように記されていました。これは事実に反すると納得できなかった矢野は、「日本人配偶者研究の再考：たばこ産業が出資した研究がどのようにして誤った結論に至ったか」というタイトルで、たばこ産業側から何を知らされ、何を知らされなかったかを明らかにする論文を書きました。[25] そして、リーの論文のどこが間違っているかを、実際のデータを用いてつまびらかにしたのです。

リーが論文で示した集計表では、自己申告で「たばこを吸わない」と回答した女性の8・8%が実は喫煙者だったとされています（この値も、4月21日時点の原稿の20%とは大きく異なります）。しかし、同じ集計表には、「たばこを吸う」と答えた女性でもその10・3%が実は非喫煙者だったという結果になっていました。平山論文を批判する「誤分類」の仮説は、日本ではたばこを吸う女性が少なく、社会的にも望ましいこととされていなかったため、本当はたばこを吸っている女性が「吸っていない」とウソをつくはずだ、という考えに基づいていました。しかしリーのデータでは、本当はたばこを吸っていない女性も「吸っている」とウソをついていたことになるのです。

この矛盾のほかにも、リーの示した尿の分析結果には科学的に説明がつかない部分がたくさんありました。実際の喫煙状況を正しく反映していない指標を使って喫煙有無を判定していたため、吸っていると答えた女性も吸っていないと答えた女性も、同じくらいの確率でウソをついたように見える結果となっていたのです。この誤りは、1992年から1993年にかけて、矢野がプロクターに再三指摘していました。

「交絡」についても、矢野が再解析した結果、喫煙者と同居している女性とそうでない女性で、30の生活習慣のうち1つしか統計学的に意味のある差はありませんでした。こうして、たばこ産業が平山論文に対抗するために立ち上げた「日本人配偶者研究」は、14年の歳月を経て、平山論文の正しさを裏付ける形で決着したのです。[*7]

ヨーロッパでのたばこ産業の干渉

同じころ、たばこ産業はヨーロッパでも大規模な作戦を展開していました。1988年、国際がん研究機関（IARC）が、平山論文の追試のための研究を開始しました。[32] この研究は、ヨーロッパ7か国で受動喫煙と肺がんとの関連を調べる国際共同研究でした。IARCはがん研究の世界的権威であり、発がん性の評価を行っている機関です（第2部1章参照）。IARCが自ら研究を開始したことから、その結果が受動喫煙の発がん性の評価に大きな影響を及ぼすことは明らかでした。そこでたばこ産業は、この研究へ干渉するために大規模な作戦を展開したのです。

作戦の主体となったのはまたも米国のフィリップ・モリス社でした。同社は、この作戦を含め、世界のたばこ規制に対抗するために6千6百万ドル（約79億3千万円）の予算を投じてWorldwide Regulatory Affairs（世界規制問題）という部署を作りました。[33] １９９３年の社内文書に記された作戦計画には、

・ＩＡＲＣ研究の進捗と公開を遅らせること
・結論や公式見解の文言を変えること
・規制の根拠になるような否定的な結果を無力化すること
・ＩＡＲＣ研究が政府の政策、世論へ及ぼす影響に対抗すること

が掲げられていました。[33] 前年の１９９３年には、米国の環境保護局（ＥＰＡ）が受動喫煙について報告書をまとめ、「ヒトに対して発がん性がある（グループＡ）」という評価を下していました。米国では、喫煙を規制すべきであるという世論が高まりつつあり、官公庁などを中心に屋内を禁煙にする動きが加速していました。たばこ産業は、ＩＡＲＣが「ヨーロッパのＥＰＡ」となり、屋内の喫煙規制が広がることを恐れたのです。[33] 平山論文への対応が後手に回ったことの反省から、ＩＡＲＣ研究に対しては事前に周到な計画を立てて臨んだのです。

たばこ産業は、ＩＡＲＣ研究の関係者に接触し、事前に研究結果や公表のタイミングの情報を得ました。その役割を担ったのは、「日本人配偶者研究」で暗躍したＣ＆Ｂ法律事務所とその関連会社です。これらの会社のコンサルタントは、たばこ産業との関係を隠してＩＡ

図２－５　受動喫煙についてのIARC研究の結果

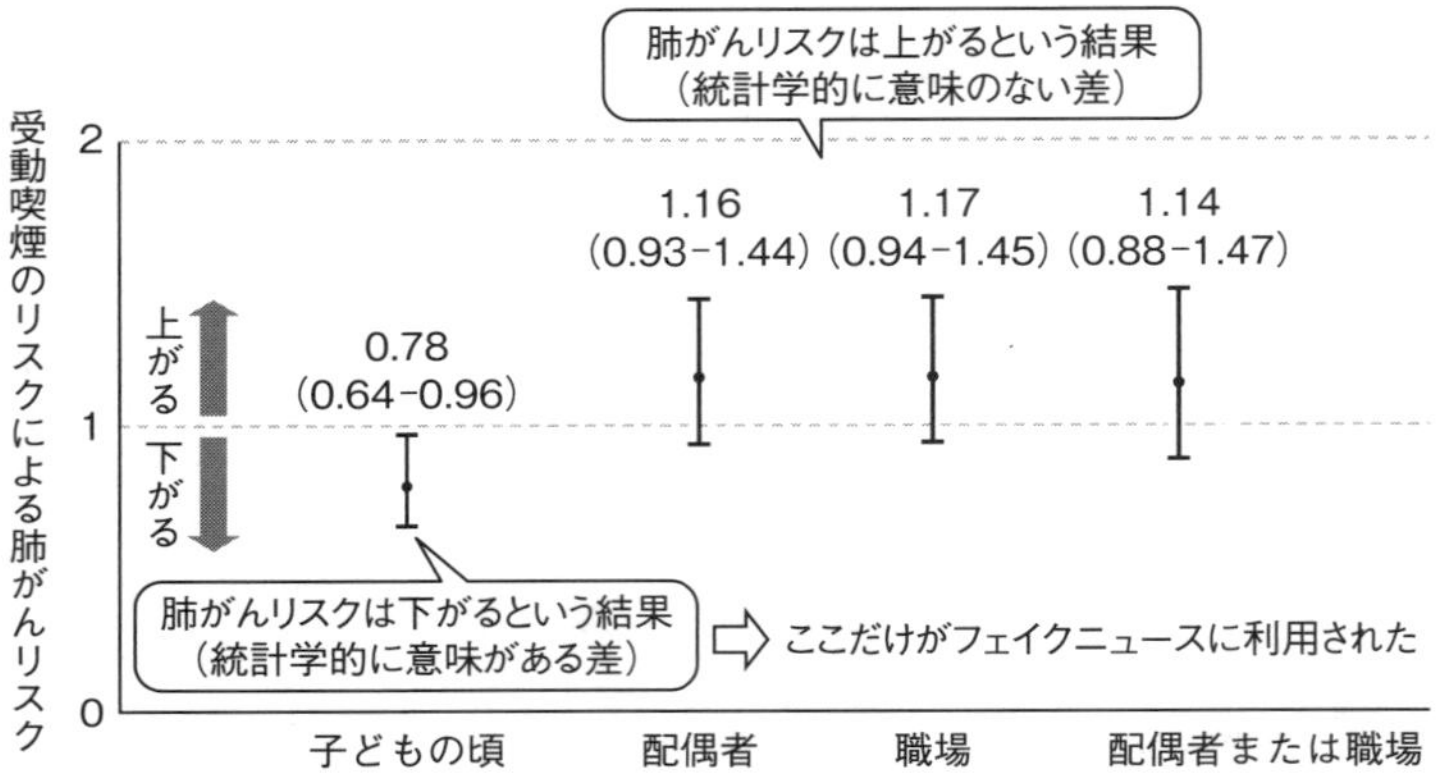

出典：J. Natl. Cancer Inst. 1998；90：1440-50

RC研究者に近づき、研究者リストや予備解析の情報をフィリップ・モリス社に流していました[33]。

実は、ＩＡＲＣ研究の結果は、部分的にはたばこ産業にとって都合のよいものでした（図２－５）。配偶者と職場の受動喫煙については、肺がんのリスクは上がるものの統計学的に意味のある差はなく、子どもの頃の受動喫煙については、逆に肺がんリスクが下がる（しかも統計学的に意味がある差）という結果だったのです。

第２部１章で紹介したとおり、受動喫煙による肺がんリスク増加は１・３倍程度と小さいため、統計学的に意味のある差が観察されにくいという特徴があります。また、子どもの頃の受動喫煙は、記憶があいまいで、受動喫煙にあってから肺がんになるまでの期間が長いことから、結果がばらつくことが知られています。

図2-6　IARC研究について報じたサンデー・テレグラフ紙の記事

「受動喫煙はがんの原因ではない――公式発表」の見出し

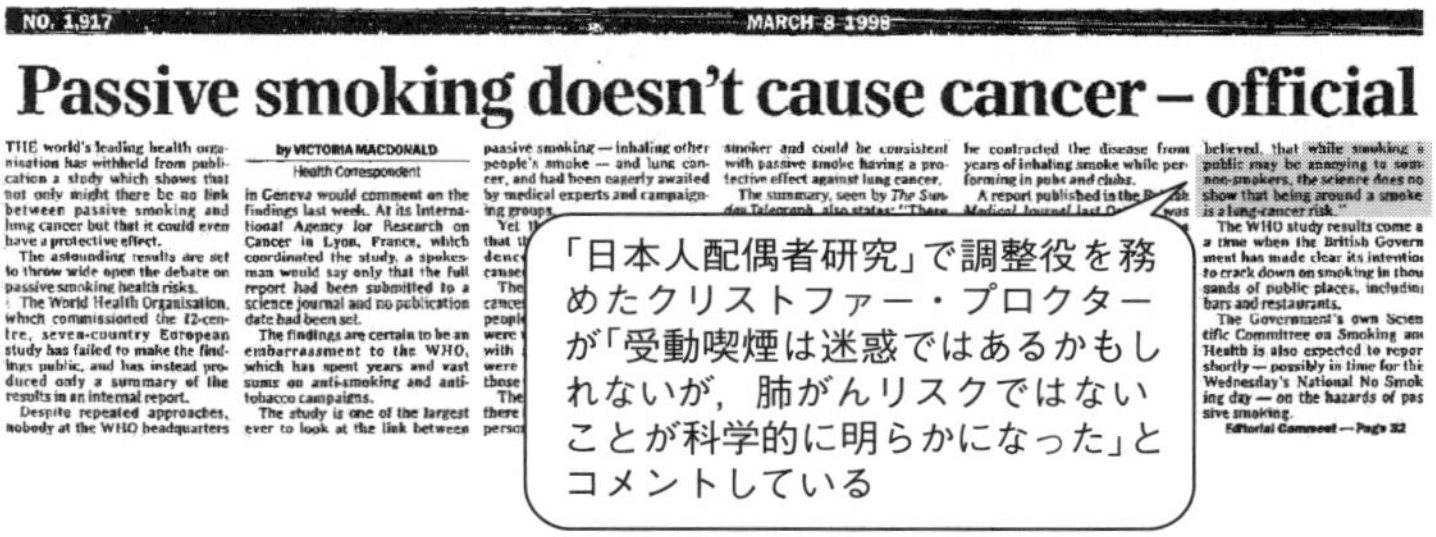
NO. 1,917　MARCH 8 1998

Passive smoking doesn't cause cancer – official

by VICTORIA MACDONALD
Health Correspondent

THE world's leading health organisation has withheld from publication a study which shows that not only might there be no link between passive smoking and lung cancer but that it could even have a protective effect.

The astounding results are set to throw wide open the debate on passive smoking health risks.

The World Health Organisation, which commissioned the 12-centre, seven-country European study has failed to make the findings public, and has instead produced only a summary of the results in an internal report.

Despite repeated approaches, nobody at the WHO headquarters in Geneva would comment on the findings last week. At its International Agency for Research on Cancer in Lyon, France, which coordinated the study, a spokesman would say only that the full report had been submitted to a science journal and no publication date had been set.

The findings are certain to be an embarrassment to the WHO, which has spent years and vast sums on anti-smoking and anti-tobacco campaigns.

The study is one of the largest ever to look at the link between passive smoking — inhaling other people's smoke — and lung cancer, and had been eagerly awaited by medical experts and campaigning groups.

smoker and could be consistent with passive smoke having a protective effect against lung cancer.

The summary, seen by *The Sunday Telegraph*, also states: "There

he contracted the disease from years of inhaling smoke while performing in pubs and clubs.

A report published in the British

believed, that while smoking in public may be annoying to some non-smokers, the science does not show that being around a smoker is a lung-cancer risk."

The WHO study results come at a time when the British Government has made clear its intention to crack down on smoking in thousands of public places, including bars and restaurants.

The Government's own Scientific Committee on Smoking and Health is also expected to report shortly — possibly in time for this Wednesday's National No Smoking day — on the hazards of passive smoking.

Editorial Comment — Page 32

出典：https://www.industrydocumentslibrary.ucsf.edu/tobacco/docs/#id=msby0090

科学的にはそのように説明できるのですが、たばこ産業はこの都合のよい結果に飛びつきました。IARC研究が論文投稿中であったタイミングを利用して、新聞社に結果がリークされ、フェイク・ニュースが配信されたのです。

「受動喫煙はがんの原因ではない――公式発表」と題されたこの記事は、1998年3月8日に英国サンデー・テレグラフ紙に掲載されました（図2-6）。その内容は、受動喫煙が肺がんの予防になるという結果が出たのをIARCが隠している、というセンセーショナルなものでした。記事が出た3日後、IARCはこの記事の内容を否定するプレスリリースを出しましたが、ときすでに遅く、このフェイク・ニュースは世界中に拡散してしまいました。

さらに8月16日、同じサンデー・テレグラフ紙に「受動喫煙は年間わずか6本のたばこを吸う程度」という記事が掲載されます[33]（これら2つの記事は同じ記者によって書かれています）。記事では、受動喫煙によって吸い込む危険物質が能動喫煙のわずか0・1%にすぎないこと、肺がんのリスク増加もわずか2%で、これまで報告された値の10分の1であることが書かれていました。この記事が紹介した研究は、たばこ産業が設立した財団（CIAR、第2部2章参照）から資金を受けて実施された、信頼性のないものであったことがわかっています[33]。

この研究を含め、たばこ産業は、受動喫煙の研究資金として400万ドル（1990年代後半の為替レートで約5億円）の資金を投入したといわれています。その目的は、受動喫煙の害をないものに見せるためと、IARCの発がん性評価をかく乱し、遅らせることでした。たばこ産業は、「第三者」的な立場を装って政策提言をするための科学者団体を作ってもいます[33]。

これらの活動に悪意のない中立的な科学者が参加していた可能性はありますが、たばこ産業側には「科学」を装って受動喫煙の害をないものとする明確な意図がありました。先に紹介した1993年の作戦計画には、「ジャンクサイエンス」（根拠の乏しい科学）や「疫学の誤用」によって科学的批判を展開する、という戦略が明記されています[33]。

米国、そして日本でも

２００３年、米国カリフォルニア大学のジェームス・E・エンストロームとジェフリー・C・カバトという研究者が、米国対がん協会（American Cancer Society）の研究データを使って、受動喫煙によって病気のリスクは増加しないという論文をブリティッシュ・メディカル・ジャーナル誌に出しました[34]。しかし、この分析は、受動喫煙があるグループとないグループを適切に比較したものではなかったことがわかり、米国対がん協会の研究者がすぐに誤りを指摘する反論を出しました[35]。エンストロームは、米国対がん協会に無断でフィリップ・モリス社とコンタクトをとり、同社から研究費を獲得していました[35・37]。米国対がん協会のデータを使って正しい分析をした研究では、受動喫煙によるリスクの増加が統計学的に意味のある形で明らかになっています[38]。

１９８４年、日本専売公社の研究所が室内の受動喫煙濃度（ニコチン濃度）を論文で報告しました[39]。この論文では、室内のどの場所でも受動喫煙の濃度は能動喫煙に比べてきわめて低かったとされましたが、米国たばこ産業の内部文書で「会議室と旅客機で高濃度のニコチンが検出されましたがcutしました」というメモが見つかっています[19,40]。

内部文書が明らかにした歴史

ここまで、受動喫煙の害をめぐってたばこ産業が行ってきた研究不正の数々を紹介してきました。すでにおわかりのとおり、これらの研究不正はすべて米国たばこ産業の内部文書によって明らかになったものです。紙面の都合で一部しか引用していませんが、本書で紹介したたばこ産業の不正については、すべて内部文書で裏がとられています。矢野が「日本人配偶者研究」の誤った分析結果が出版されたことを知ったのも、内部文書を分析した論文がきっかけでした[23,25]。

この内部文書は、フィリップ・モリス社など、米国を拠点とするたばこ会社のものが中心で、企業のトップ・シークレットに近い文書までが公開されています[41]。では、なぜこのような機密情報が、世界中誰でも見られる形で公開されているのでしょうか。そのわけを知るためには、たばこと訴訟の歴史を知らなくてはいけません。

4. 持たざる者の逆襲——訴訟

1990年代初め、私が学習塾でアルバイトをしていたころ、講師控室はたばこの煙でガス室のようでした。私を含めてたばこを吸わない人はそれなりにいましたが、文句を言うような雰囲気ではなく、みな当たり前のようにその状況を受け入れていました。それが2000年ごろに控室が禁煙になり、たばこは屋外の駐車場で吸うルールになりました。将来たばこの研究をすることなど想像もしていなかった私は、ずいぶんと楽になったなぁとのんきに感じていましたが、実は遠く離れたところで巨大な敵と闘ってきた人々の恩恵を受けていたのです。それが受動喫煙をめぐる訴訟です。

飲食店を訴える——スタローン対マクドナルド訴訟

1993年3月、米国コネチカット州のマシュー・スタローンという男性がマクドナルド社を訴えました。呼吸器の持病を持つ彼は、同年2月にマクドナルドに入ろうとしたところ、店内にたばこの煙が充満していて、呼吸困難になってしまうのが怖くて利用できませんでした。同じようなことを他のマクドナルドの店でも経験して、店や州の人権委員会に訴えても十分に対処してもらえなかったことから、マクドナルドの禁煙化を求めて訴訟を起こしたのです。[42] 同様の訴訟がほかにも3名の原告から起こされていました（バーガーキング社も被告になっていました）。

スタローンらが根拠としたのは、1990年に制定された「アメリカ障害者法」（Americans with Disabilities Act）という法律です。この法律は、障害による差別を広く禁止することを目的に作られたものでした。「マクドナルドにたばこの煙が充満していることで、呼吸器に障害を持つスタローンらは、その商品やサービスを利用できない。これは障害による差別を禁止した『アメリカ障害者法』に反する」という主張です。

1994年3月、コネチカット地方裁判所は原告の訴えを退ける判決を出しましたが、原告は控訴し、およそ1年後の1995年4月、第二審判決は原告の訴えを認める逆転判決を出しました（一審に差し戻し）。これをきっかけに、マクドナルドは同社が所有する店舗をすべて禁煙にする決定をしました。*8

雇い主を訴える――マガウ対ミドルタウン教育委員会訴訟

1998年、ニュージャージー州の体育教師だったドナルド・マガウが、地元ミドルタウンの教育委員会を訴えました。たばこを吸わない彼は、ミドルタウンで26年間体育教師をしており、窓のないオフィスで同僚のチェーン・スモーカー（ひっきりなしにたばこを吸い続ける人）と同室だったことから、この同僚が吸うたばこの煙をずっと吸わされ続けていました（マガウ家にたばこを吸う家族はいませんでした）。

1994年、のどの腫れで病院を受診した彼は、扁桃《へんとう》腺のがんと診断されました。彼は扁桃腺を摘出する手術を受け、その際あごと口の一部も摘出し、脚の骨からあごを再建しなければなりませんでした。その結果、顔と首、脚に大きな傷が残り、リハビリや言語療法も受けなければならなくなったのです。教育委員会は彼の病気と職場での受動喫煙との関係を否定し、障害手当の支払いを拒否しました。そこで彼は、治療にかかった費用や病気休業の補償を求めて教育委員会を訴えたのです[42]。

裁判では、マガウの主治医が証人に立ち、たばことアルコールが頭部やのどのがんの危険因子であること、副流煙には主流煙よりも高濃度の発がん物質が含まれること、受動喫煙と扁桃腺のがんの関係は確立したものではないものの、マガウのがんが職業的な受動喫煙によるものと考えるのが医学的に妥当であることを証言しました。これに対して、教育委員会側の証人に立った別の医師は、受動喫煙がマガウのがんを引き起こしたとは考えられない、と証言しました。

最初の判決は、教育委員会に4万5千ドル（約540万円）の障害手当と治療費の支払いを命じましたが、教育委員会側はそれを不服として上訴しました。しかし、最終的な判決ではマガウの訴えが再度認められ、5万3千ドル（約640万円）の賠償金を勝ち取ったのです。

たばこ会社を訴える――ブロイン対たばこ会社訴訟

これまで紹介した2つの訴訟は、個人が飲食店や雇い主を訴えたケースでした。職場での受動喫煙の場合、雇い主を訴えるのがよくあるパターンです。しかし、最後に紹介するのは、職場での受動喫煙の被害者が、たばこ会社を訴えたというケースです。しかもこの裁判は集団訴訟となって全米に波及し、社会に大きなインパクトを与えました。

1991年10月、非喫煙者であるノーマ・ブロインら7名の客室乗務員が、フィリップ・モリス社など米国のたばこ会社6社を相手取って訴訟を起こしました。彼女たちは肺がんなどの病気を患っており、それらの病気の原因が、職場である飛行機内でのたばこの煙であると訴えたのです。[42] 彼女たちは、全米に6万人いるたばこを吸わない客室乗務員を代表して訴訟を起こすという、「集団訴訟」[*9]（class action）を求めました。

フロリダ州の地方裁判所は集団訴訟の申出を却下しましたが、控訴審で逆転し、集団訴訟が認められました。1996年12月、15万人におよぶ全米の客室乗務員（現役と退職者の両方）に、集団訴訟に関する書類が郵送されました。集団訴訟に参加できるのは、「非喫煙の客室乗務員で、現在または過去に米国に拠点のある航空会社に雇用されていて、飛行機内のたばこの副流煙にさらされることが原因で起こる病気や症状をもっている者」と定義されました。

約3千3百人が訴訟に参加しないことを表明する書類を提出し、約1万人が参加の意思を表明する書類を提出しました（ただし、参加の意思表明をしなくても、不参加の意思を表明しない限り判決の恩恵を受けることができます）。そして、1997年6月、裁判が開始されました。

証言に立ったブロインは肺がんを患っており、過去21年間にわたってアメリカン航空で客室乗務員として働き、「とても、とても、とても濃いたばこの煙」の中で働いたことを訴えました。原告側の証人として、米国公衆衛生総監をつとめたジュリウス・リッチモンドが出廷し、「受動喫煙とがんの発症との関係は科学的に確立している」と証言しています。[43] これに対してたばこ産業側からは、たばこ会社に勤める科学者が証言に立ち、「受動喫煙が病気を引き起こすという十分な証拠はない」と証言しました。[44]

全米の客室乗務員を巻き込んで開始されたこの裁判は、たばこ産業側との全面対決になるかと思われましたが、急転直下、和解案で決着します。1997年10月に提案された和解案には、

・たばこ会社が3億ドル（約360億円）を出して研究所を設立すること
・受動喫煙の被害を受けた客室乗務員がたばこ会社を訴える権利を保障すること（出訴期限を問わない）
・その場合、受動喫煙と病気との関係についての一般的な立証責任はたばこ会社側にあること*10

などの条件が掲げられていました。金銭的な補償は1つ目の研究基金の設立だけで、原告への賠償金については和解案に含まれていません。1998年2月、裁判所がこの和解案を承認し、3人の原告がこれに不服を申し立てましたが、控訴裁判所がこの不服申し立てを却下し、1999年3月24日、上記条件で和解が成立しました。

この裁判と並行して、航空機内の禁煙化の動きが順次進みました。[13] まず、1988年に米

国の国内線のうち、飛行時間が2時間以内の便が禁煙になりました。2時間以内という短いフライトでまず認められたのは、国内便のほとんどが2時間以内だったことと、多くの喫煙者が2時間程度なら我慢できるだろうということで、客離れを恐れる航空会社やたばこ規制に反対するたばこ産業の抵抗を避けるという狙いがありました。

この禁煙化の動きを大きく進めたのは米国民主党の下院議員リチャード・ダービンでした。彼が空港で搭乗手続きをしたとき、禁煙席が満席で喫煙席しかとれませんでした（当時の飛行機は喫煙席と禁煙席が分かれる分煙でした）。14歳のときヘビースモーカーの父親を肺がんで亡くしていた彼は、大のたばこ嫌いでした。カウンターの職員に「なんとかならないか」と頼み込んだところ、「私には無理ですがあなたならできます、ダービン議員」という答えが返ってきたのです。この出来事をきっかけに、ダービンは公共の場所を禁煙にする法律づくりに尽力するようになり、国内線の航空機を禁煙化する法案を議会に提出しました。[45]

1990年にはアラスカなどの長距離線を除く国内線のほぼすべてが禁煙となり、1992年には国際民間航空機関がすべてのフライトの禁煙を勧告しました（開始時期は1996年7月1日）。ブロインの裁判が開始された1997年ごろには、米国の航空会社はほぼすべてのフライトを禁煙にしていました。日本でも、ブロイン裁判の和解が成立した直後の1999年4月に全日空と日本航空が国内線、国際線のすべてを禁煙化しています。

米国訴訟史上最高の賠償額――州政府による医療費請求訴訟

受動喫煙の被害者が裁判で権利を勝ち取りつつあった1990年代、たばこをめぐるもう一つの重要な裁判が行われていました。それは、米国の州政府による医療費請求訴訟です。この裁判は受動喫煙ではなく能動喫煙の問題ですが、たばこの裁判史上最も重要な出来事で、たばこ産業の内部文書が公開される経緯にもなりましたので、ここで紹介します。

1994年5月、米国ミシシッピー州の司法長官のマイク・ムーアが、たばこ産業を相手取って、たばこが原因とされる病気の治療費を請求する訴訟を起こしました。[*11] この裁判では、主要なたばこ会社だけでなく、たばこ産業の業界団体である「たばこ協会」(Tobacco Institute)、たばこ産業が出資して作った研究財団「たばこ研究協議会」(Council for Tobacco Research)、さらにはたばこ産業の広報をしていた大手広告代理店も被告に含まれていました(これらの団体とたばこ産業との関連については第2部2章参照)。

ムーアは、健康被害を直接受けた喫煙者の代表ではなく、税金の浪費に反対する「納税者」の代表としてこの裁判を起こしました。当時の記事で彼は、「この裁判はシンプルな考えに基づいている。あなたたち(たばこ業界)が健康被害を引き起こした。(だから)あなたたちがその費用を負担しなさい。」(カッコ書きは筆者)と語っています。

同年8月にはミネソタ州の司法長官も同様の訴訟を起こし、その後他の州も次々と参加、最終的に米国の40以上の州がたばこ会社を訴えるという事態になりました。背景には、州の財政状況の悪化と、たばこ会社が依存性を高めるためにたばこに含まれるニコチンの量を操作していたというスキャンダル[*12]など、たばこ産業への社会的批判の強まりがありました。

州政府が巨大企業を訴えるというこの異例の裁判は、大きな政治問題となりました。激しい交渉の末、１９９７年に州の司法長官たちは和解案を公表します。この和解案には、

・たばこ会社は、州の健康政策のために総額３６８５億ドル（約44兆2千2百億円）を支払う
・たばこ会社は、未成年者の喫煙防止のために年間5億ドル（約６００億円）を拠出する
・たばこ製品の規制権限を食品医薬品局（ＦＤＡ）に移す
・たばこ製品の広告を制限する（漫画キャラクターを使用しない）
・たばこ産業のスポーツイベントの後援を禁止する
・「たばこ協会」（Tobacco Institute）と「たばこ研究協議会」（Council for Tobacco Research）を解散する

などの条件が含まれていました。この和解案は双方から反対意見が出て成立せず、共和党の大物ジョン・マケイン議員が調整を試みるも失敗し、先行きは不透明になりました。そんな

中、訴訟の先陣をきったミシシッピー州、ミネソタ州を含む4つの州が、独自にたばこ会社と和解を成立させました。その結果、たばこ会社は、これら4州への賠償金として360億ドル（約4兆3千億円）を25年間かけて支払うことになりました。

1998年11月、これらの4州を除く全46州（訴訟を起こしていなかった州を含む）と、たばこ会社との間で「一括和解合意」（MSA：Master Settlement Agreement）が提案されました。MSAでは、上記の最初の和解案のうち、各州への賠償金が合計2060億ドル（約24兆7千億ドル）に減らされ、FDAにたばこ製品の規制権限を移す、という項目は削除されていました（これはのちに実現します。第3部5章参照）。このMSA案は各州に送付され、1週間以内に参加するかの決断が求められました。その結果、全46州から参加への合意が得られ、11月23日にMSAは成立しました。[46] 2060億ドルという賠償金は、全米の裁判史上最高額だといわれています。

先にミネソタ州などの4州がたばこ会社と合意していた和解と、残り46州が合意したMSA、その両方に含まれていた大事な項目があります。それが内部文書の公開です。これらの和解の結果、たばこ産業は、たばこ訴訟に関係する文書をすべて公開することが義務づけられました。公開された文書の数は合計1千4百万、ページ数は9千万ページに及びます。これらの文書はカリフォルニア大学サンフランシスコ校においてデータベース化され、一般公開されています。[41] 文書はスキャナーで読み込んでデジタル化され、キーワードや日付、文書の種類（手紙、新聞、メモなど）などから検索が可能です。

このデータベースの作成には、客室乗務員の受動喫煙をめぐるブロイン訴訟の和解で設立された研究所（Flight Attendant Medical Research Institute）も出資しています。本書で多数引用しているたばこ産業の内部文書は、ほぼすべてこのデータベースから入手しました。前章で紹介した平山論文をめぐるたばこ産業の研究不正の詳細も、これらの内部文書が公開されて初めて明らかになったのです。

日本の裁判はたばこ産業寄り

日本でも受動喫煙をめぐる訴訟が行われてきましたが、受動喫煙の被害は限定的にしか認められていません。１９８６年、東京都衛生研究所の職員が、受動喫煙を防止するために喫煙室を設置するよう求めて職場を訴えました。[47] 原告の職員は、職場の同僚の喫煙によって受動喫煙に苦しむようになり、１９８５年ごろからのどを痛めて治療を受けていました。職場の管理者に事務室や研究室を勤務時間中禁煙にすることなどを求めましたが認められず、喫煙ルールを定めた張り紙や換気扇の設置後も状況が変わらないことから、ついに裁判を起こしたという経緯でした。

1991年に東京地裁が出した判決は、たばこの有害性については認めつつも、職場の管理者が喫煙を規制する義務があるとまではいえないとして、原告の訴えを退けました。原告は、米国で2時間以内の国内線フライトが禁煙になった事例や、カナダのトロント市で職場の禁煙を義務づけた条例ができた事例を証拠として提出しましたが、裁判所はこれらを「ニュース性を有している」、つまり珍しい事案であるとして、あくまで日本の社会通念には当てはまらないという判断をしました。

同じころ、名古屋市でも中学校の先生が、受動喫煙を防止するための喫煙室設置を求めて職場の管理者である教育委員会を訴えました。[48] 1992年に名古屋地裁が出した判決は、やはり原告の訴えを退けて、教育委員会に喫煙室設置の義務はないと判定しました。

判決では、原告が提出した証拠に基づいて受動喫煙の健康被害について「おおむねこれを認めることができる」とされましたが、「喫煙の嗜好および習慣は長年にわたり社会的承認を受けて推移してきた」（傍点は筆者）ことから、「受動喫煙を強いられることをもって直ちに人格権の侵害として違法ということはできず」として、受動喫煙の被害よりも喫煙者の権利が優先されるともとれる判断をしています。

2000年代に入って、受動喫煙の裁判の流れに少し変化が現れます。2004年7月、江戸川区役所の職員が江戸川区を相手取って受動喫煙の損害賠償を求めた裁判の判決が東京地裁で出されました[49]。判決は、原告の訴えを部分的に認めて、被告の江戸川区に5万円の支払いを命じました。

原告の江戸川区職員は、都市開発部に配属されていた1995年4月から1996年3月までの1年間、執務室で受動喫煙を余儀なくされ、目やのどの痛み、頭痛などの症状が出るようになりました。この執務室では7名中4名が喫煙者で、自席での喫煙が可能でした[*13]。配属当初から、自分は気管支が弱くたばこの煙が苦手であるから配慮してほしいと上司に伝えていましたが、座席配置を変更しただけの対応しかなく、職員相談室にも喫煙を屋外でするなどの対策を要望しましたが、職員全体に関わるとして対応してもらえませんでした。

1995年12月ごろから痰に血が混ざるようになり、近くの医院で急性の喉頭炎と副鼻腔炎と診断されました。翌年1月に大学病院で呼気(吐く息)の一酸化炭素濃度を調べた結果、高濃度の一酸化炭素が検出され、受動喫煙による急性障害が疑われること、たばこの煙がない環境での就業が望まれることなどを記載した診断書を発行してもらい、それを職場に示してなんとかしてほしいと改めて申し出ました。しかし、それでも対応してもらえず、4月に異動するまで同じ状況が続いたため、治療費と慰謝料として31万円余りを江戸川区に請求したのです。

裁判では、職場の管理者である江戸川区に、この職員の健康を保護するよう配慮する義務があったかどうかが争点となりました。判決は、1996年に労働省（当時）のガイドラインで職場における喫煙対策の必要性が指摘されていたことなどを根拠に、江戸川区に「一定の範囲において」受動喫煙の危険性から職員の健康を保護するよう配慮する義務を認めました。しかし、その義務の範囲は「一律に論ずることのできない性質」であるとして、このケースについては、診断書が提出された以降についてのみ江戸川区の義務違反があったと認め、31万余りの請求を5万円に減額した判決となりました。判決文には「当時の我が国においては、喫煙が個人の嗜好に強くかかわるものとして喫煙に対し寛容な社会的認識がなお残っており、喫煙対策の推進に当たっても喫煙者と非喫煙者が相互の立場を尊重することが重要であると考えられていた」（傍点は筆者）という記述があります。

この裁判は、日本で受動喫煙の被害を訴えた労働者が勝訴した初めてのケースとして、大きな意義がありました。しかし裁判所は、職場の管理者に受動喫煙の被害を防ぐ義務があることを一般論としては認めつつも、個別の事例については「喫煙者の権利」とのバランスの上で、被害者の権利を限定的にしか認めないスタンスであることがわかります。

さらに、2009年には、北海道砂川市の建設資材製造会社の従業員が、職場の受動喫煙が原因で化学物質過敏症になったとして会社を訴えた裁判の和解が成立しました（図2-

図２－７　裁判で和解が成立したことを伝える記事

受動喫煙 和解金700万

過去最高額　勤務先が支払い

札幌地裁支部

職場での受動喫煙が原因で化学物質過敏症になったとして、北海道砂川市の男性(35)が勤務する滝川市の建設資材製造会社を相手取り慰謝料など約2300万円の支払いを求めた訴訟は、札幌地裁滝川支部（守山修生裁判官）で和解していたことが分かった。会社側が男性に700万円を支払う。関係者によると、受動喫煙を巡り会社が従業員に払った解決金としては最高額。

和解は3月4日付。訴状などによると、男性の職場では従業員の半数以上が喫煙しており頭痛などに悩まされたため、分煙を要望したところ解雇された。男性は不当解雇だとし

2009年４月２日毎日新聞朝刊

７）。この従業員は、従業員の半分以上が職場で喫煙する職場で受動喫煙に悩まされ、分煙を要望したところ解雇されてしまいました。その後会社は分煙措置をとって従業員は職場復帰しましたが、症状が悪化して慰謝料など２３００万円を求めて会社を訴えたものです。和解金７００万円は、受動喫煙をめぐる裁判での解決金としては当時過去最高額とされています。２０１８年にも、日本青年会議所の職員が職場に受動喫煙対策

を求めたところ解雇されたケースで４４０万円の解決金による和解が成立しています[50]。

これらのケースは和解金が高額だったことから話題になりましたが、あくまで当事者間の和解ですので、裁判所としての判断が下されたわけではありません。裁判所のスタンスとしては、比較的最近の２０１２年に出された判決でも、受動喫煙の被害を限定的にしか認めない点は変わっていません[51]。このケースは、生命保険の代理店に勤める従業員が職場の分煙を要望して解雇された事例で、判決は解雇の無効と未払いの給料などの支払いは認めましたが、分煙の請求については退けました。

判決は、会社側に受動喫煙の危険性から労働者の健康を保護するよう配慮する義務を認めつつも、それはあくまで「一定の範囲」であり、「直ちに、分煙または禁煙の実施を請求しうる権利」が労働者に発生するわけではない、としました。そして、そのような権利が発生するのは、「受動喫煙が労働者の生命ないし健康に対して重大な被害を及ぼす具体的かつ高度な危険性」がある場合に限られる、という判断を示しています。つまり、喫煙者や雇い主の権利を優先する裁判所のスタンスは２００４年の江戸川区の判決から変わっていないのです。

日本のたばこ会社を訴えた裁判

米国でたばこ会社を訴えた裁判が社会のルールを大きく変えてきたことは本章でみたとおりですが、日本でもたばこ会社を訴えた有名な裁判があります。一つは、病気を患った喫煙者がたばこ会社を訴えたケースで、「たばこ病訴訟」として知られています[52]。

この裁判は1998年、肺がん、喉頭がん、肺気腫などの病気を患った患者らが（うち1名は判決時死亡）、若年時より長期間にわたって喫煙を継続したことが原因であるとして、たばこを販売した日本たばこ産業（JT）、その歴代社長（代表取締役）、そして国を相手取って、損害賠償とたばこの販売の制限などを求めたものです。この裁判では、

・たばこに有害性があるか
・たばこに依存性があるか
・たばこの警告表示が十分であったか
・たばこの製造・販売と病気との間の因果関係があるか

など、多岐にわたって争われました。2003年10月に出された東京地裁判決は[53]、最初のたばこの有害性についてのみ認めましたが、それ以外の争点についてはすべて原告の訴えを却下する判決を下したのです。

たばこの依存性については、「ニコチンの作用による依存性はあるものの、身体的依存度は微弱であり、精神的依存の程度も、禁制品やアルコールより格段に低く、喫煙者自身の意思および努力による禁煙ができないほどのものではない」（傍点は筆者）と、当時すでに明らかとなっていた科学的証拠と異なる判断をしました（第1部の表1－1参照）。

たばこの警告表示については、1971年の大蔵省（当時）の審議会[*14]の答申に基づいて1972年から「健康のため吸いすぎに注意しましょう」という注意表示がされていたことをもって「当時のマスコミ報道等と相まって、喫煙が健康に有害であることの注意喚起としては一定の役割を果たしたことは容易に推測ができる」とし、たばこの危険は消費者に十分に伝えられていたという判断がなされました。そして、もっとも重要なたばこの製造・販売と原告らの病気との因果関係については、「損害賠償請求が成立するためには、個々の被害者に関する個別的な因果関係が、『あれなければこれなし』という関係で高度の蓋然性（筆者注：確実さ）をもって証明されなければならず、当該原因によってある疾病にかかりやすくなったということだけでは、因果関係を認めることはできない[*15]」としました。

判決は、遺伝、食生活、加齢、大気汚染など、肺がんなど病気の原因はたばこ以外にもたくさんあることに触れ、疫学的な因果関係だけでは個人の病気がたばこによるものとは言えないと述べています。つまり裁判所は

・たばこの危険性は製品の注意表示で十分説明されている
・危険を承知で喫煙するのは喫煙者の自己責任である
・たばこを吸って病気になってもたばこが原因とは断定できない
・つまりたばこの製造・販売者に責任はない

という、たばこ産業側の主張を全面的に認めた判断をしたのです。この地裁判決は東京高裁でも支持され、最高裁も同様の判断をしました。

日本でたばこ会社を訴えた裁判でもう一つ有名なのは「嫌煙権訴訟」です。[54]これは、1980年に国鉄（当時）を利用する市民14名が、列車内でたばこの煙にさらされて健康被害を受けたとして、国鉄だけでなく、国と専売公社（当時）を訴えたものです。当時、禁煙の車両はほとんどなく、ほぼすべての列車内で喫煙が可能でした。

1987年3月、東京地裁は原告の訴えを退ける判決を下しました。判決は、たばこによる喫煙者の周りの者への影響は、眼への刺激など一過性の害や不快感を受けることはあるが、受動喫煙によって、それを超える健康被害が生じることは明らかでない、つまり、損害賠償の権利を生じるほどの被害がないと判定しました。また、国鉄以外を使えばたばこの煙による被害を避けられる、わが国が伝統的に喫煙に対して寛容的である、喫煙を控えるべきかの判断は喫煙者のモラルとその自主的な判断に委ねられているなど、喫煙者の権利に寄った判断を示しています。

一方、判決が出るまでの7年間に、国鉄はそれまでほとんど設置されていなかった禁煙車両を新設・増設したり、禁煙タイムを設けたりして、原告の訴えに対応する措置を取りました。判決でも、現実に列車内でたばこの煙にさらされる危険性は低くなったことに触れられています。

このように、日本のたばこをめぐる裁判は、能動喫煙、受動喫煙いずれについても、たばこ産業と喫煙の権利を尊重する判決で、弱者を救うという流れにはなっていないのが現状です。米国でも、たばこの害が明らかになり始めた1950年代以降、肺がんなどの病気になった個人がたばこ会社を訴えたケースが800件以上あるといわれていますが、組織力でも資金力でも圧倒的な優位に立ったたばこ産業は、強力な弁護団を味方につけ、それらの法廷闘争を一度も賠償金を払わずに切り抜けてきました[55]。その潮目が大きく変わったのが、この章で紹介した1990年代の受動喫煙をめぐる訴訟と、州政府による医療費請求訴訟でした。

裁判所の判断には、そのときの社会の常識や国民の規範意識が反映されるものです。日本でも社会情勢の変化に伴って、今後そのような流れが起こるかもしれません。

科学と法廷闘争から社会のルールへ

第2部では、受動喫煙の健康被害の証拠がたばこ産業によって歪められてきた歴史と、受動喫煙の被害者が法廷で闘ってきた歴史を紹介しました。これらの歴史を振り返ってみますと、たばこ産業の圧倒的な資金力に驚かされます。たばこ会社は、世界のたばこ規制の動きに対抗するためだけに約79億円を投じて新たな組織を作りました。客室乗務員だったブロインがたばこ産業を訴えた裁判で、たばこ産業は360億円という巨額の基金を設立するという和解案に同意しました。

全米の州政府がたばこ産業に医療費を請求した裁判では、和解案として約25兆円の賠償金を支払う条件に同意しました。25兆円いう金額は巨額すぎてピンときませんが、日本の国家予算（年100兆円）の約4分の1に当たります。たばこ産業としては、これだけのお金を払ってでも守れる利益がある、という判断をしたことになります（たばこ産業側には、将来の訴訟リスクを避けるメリットもありました）。たばこがいかに巨大なマーケットであり、いかに儲かる商品だということがわかります。[*16]

たばこをめぐる裁判は、国家予算規模のお金を動かせるような企業を相手に、一個人が権利を主張して闘ってきた歴史でもあります。自分が病気になったことが納得できない、健常者と同じように生活できないことが納得できない、他人のたばこの煙を吸わされることに納得がいかない、というこれらの主張は、ともすればワガママのように捉えられがちです。しかし、受動喫煙に健康被害があるという科学的事実から考えれば、彼らがその不利益を受け入れなければならない理由はありません。彼らの不利益は、彼ら以外の誰かの責任で生じているからです[*17]。

米国では、客室乗務員がたばこ会社を訴えた裁判が進む過程で飛行機が禁煙になりました。日本でも、「嫌煙権訴訟」の過程で禁煙車両の設置が進みました。今日当たり前のようになっているルールの多くは、彼らの闘いがあったからこそできたものです。

第3部では、そのような社会のルールがどのようにしてできたか、そして今後どのように作っていくべきかについて述べます。

第3部

社会全体の話

1. 世界中で公共の場所が禁煙になっているわけ

たばこ対策のために条約を作る

海外旅行をすると、屋内のレストランやバーが禁煙なっているのに気づきます。一昔前は米国や英国などの欧米先進国だけの話でしたが、今では韓国、台湾、タイ、上海、北京、香港など、アジアの国や地域でも屋内の飲食店ではほとんど喫煙ができません。多くの場合、違反すると罰金をとられます。屋内の公共的な場所は法律で禁煙になっているのが、アジア諸国でも常識になりつつあります。なぜ海外では屋内が禁煙になったのでしょうか。これには、ある条約が締結されたことが大きく影響しています。その条約は、「たばこ規制枠組条約」（略称FCTC。以下、条約）です。

たばこ対策のためだけにわざわざ条約まで作るというのは意外かもしれません。実際、500以上ある国連の条約の中で、健康についてのものはこの条約だけです。きっかけは、1

993年に米国カリフォルニア大学ロサンゼルス校のルース・レーマー教授がWHOの関係者に国際条約のアイディアを提案したことでした。[*1] たばこは、巨大な多国籍企業が国境を超えて広告・販売などを行っています。これらの企業が、国家予算規模の資金力を背景に、科学的事実に干渉したり、たばこ規制を妨害したりしてきたことは第2部でみたとおりです。それに対抗するために条約という形で国際的な協力体制を築こう、というのが基本的な考えです。

先進国で喫煙率が下がる中、たばこ産業のターゲットは途上国にシフトしています。葉たばこの栽培も多くはブラジル、インド、ジンバブエなどの中・低所得国で行われており、児童労働の問題もあります。これらの国々にとって、たばこの問題は先進国による搾取という側面もありました。

このような背景で始まった条約作成の動きですが、そのとりまとめは困難を極めました。1998年、条約作りを進めるためにWHOにタバコ・フリー・イニシアティブ（Tobacco Free Initiative）という新しい組織が作られ、南アフリカのデレク・ヤック博士が責任者となりました（この人物は後で皮肉な形で登場します）。「WHO憲章」には、第19条で「条約の策定と採択」をする権限が定められていましたが、この権限はそれまで一度も使われたことがなかったのです。

当然ながら、たばこ産業はさまざまな対抗手段をとってきました。ブリティッシュ・アメリカン・タバコ社は公聴会において、強制力のある規制ではなく合意に基づく対策が大事であるという反対意見を表明し、フィリップ・モリス社、ジャパン・タバコ・インターナショナル社（JTの海外法人）と共同で、「プロジェクト・ケルベロス」という業界の自主規制策を作りました。[1] たばこ会社だけでなく、葉たばこ栽培の団体である国際葉たばこ栽培農家組合も、葉たばこの生産が減れば貧困が増大するとして条約に反対しました。

しかしちょうど同じ時期に、米国の医療費請求訴訟の和解が成立し、たばこ産業の内部文書が公開されます。WHOは専門家委員会に内部文書の分析を委託しました。[2] この専門家委員会の報告書によって、たばこ産業が「WHOを攻撃する」という明確な方針を掲げていただけでなく、そのために重要人物の信頼性を損ねたり、ジャーナリストを使ってWHOの活動に疑いを持たせたりする手段がとられていたことが明らかになりました。条約に反対した国際葉たばこ栽培農家組合も、たばこ産業が途上国で世論形成を行うための役割を担っていたことがわかっています。

条約で相手にしなければならなかったのはたばこ産業だけではありません。条約の発効には、40か国以上の参加が条件になっており、40か国すべての政府が納得できるように内容のすり合わせをしなければなりませんでした。各国の利害を調整するために政府間交渉委員会が組織され、2000年から本格的な議論が始まりました。交渉が暗礁に乗り上がると、一部の国は条約に「保留条項」を設けることを求めてきました。「保留条項」は、条約の内容のうち合意できない部分を各国の事情に応じて除外するもので、国際条約の締結で妥協案としてよく使われる手法です。

しかし、条約締結に積極的だった国々は断固としてそれを拒否しました。後で述べるように、条約はたばこ規制のすべてのメニューを掲げるものになっており、参加する国すべてがこのフルコースに合意することが大切でした。そのためには、「保留条項」によって各国がバラバラになることは何としても避けなければならなかったのです。

2003年3月、ついに条約が合意に至ります。交渉に参加した各国の代表たちは、2週間にも及ぶ会議を終えてみな目が充血していたといいます。そして同じ年の5月、第56回世界保健総会において、たばこ規制枠組条約は全会一致で採択されました。レーマーが国際条約を提案してから実に10年の歳月が経っていました。

翌2004年11月、40か国すべての批准書が集まり、90日後の2005年2月に条約は発効しました。その後も参加国はどんどん増え、2017年7月現在で181か国が参加しています（実は日本は2005年のスタート時から参加しています。この点については後で述べます）。

科学に基づいて作られた条約

10年に及ぶ努力の末に成立し、180か国以上が参加するに至ったこの条約は、いったいどんな内容なのでしょうか。この条約の一番の特徴は、たばこの健康被害についての科学的証拠に基づいて作られている点です。[3] 条約の前文には（カッコは筆者）、

・たばこの消費及びたばこの煙にさらされることが死亡、疾病及び障害を引き起こすことが科学的証拠により明白に証明されていること（能動喫煙と受動喫煙の健康被害）

・紙巻たばこ及びたばこを含む他の製品が依存を引き起こし及び維持するような高度の仕様となっていること（たばこの依存性）

・紙巻たばこから生ずる煙に薬理活性、毒性、変異原性及び発がん性があること（たばこの煙の有害性と発がん性）

を参加国が認識することが規定されています。条約というより医学的な文書のような印象を受けますが、この条約によって、参加国はたばこの有害性、健康被害、依存性を国として公式に認めることになります。

たばこ産業についても、参加国は以下の2つの必要性を認識するように規定されています。

・たばこの規制のための努力を阻害し又は著しく損なうたばこ産業の活動に警戒する
・たばこの規制のための努力に悪影響を与えるたばこ産業の活動について知らされる

この規定は、第2部で詳しく紹介した、たばこ産業の研究不正や政策への干渉を踏まえて設けられたものです。

第4条の基本原則には以下が掲げられています。

・あらゆる形態のたばこ製品について、その使用の開始を防止し、その使用の中止を促進し及び支援し、並びにその消費を減少させるための措置をとる必要性

つまりこの条約は、たばこの健康被害から国民・市民を守るために、たばこの消費を減らす必要がある、ということをはっきりと宣言しているのです。

一見過激とも思えるこの条約に180か国もの国々が参加しているのは驚きではないでしょうか。それほどたばこの健康被害についての科学的事実と、その被害を減らすための国際

協力の必要性が、世界中の国々の合意を得ているということです。

条約のメニュー

条約は第6条から、たばこの消費を減らすためのメニューが提示されています。順に並べると

・第6条　価格と課税
・第8条　受動喫煙からの保護
・第9条　たばこ製品の含有物の規制
・第10条　たばこ製品についての情報開示
・第11条　包装とラベル（警告表示）
・第12条　教育、情報の伝達、訓練、啓発
・第13条　たばこ産業の広告、販売促進、後援
・第14条　たばこ使用者への禁煙支援
・第15条　不法取引
・第16条　未成年者への（および未成年者の）販売防止

図3－1　世界各国のたばこ価格（2016年時点）

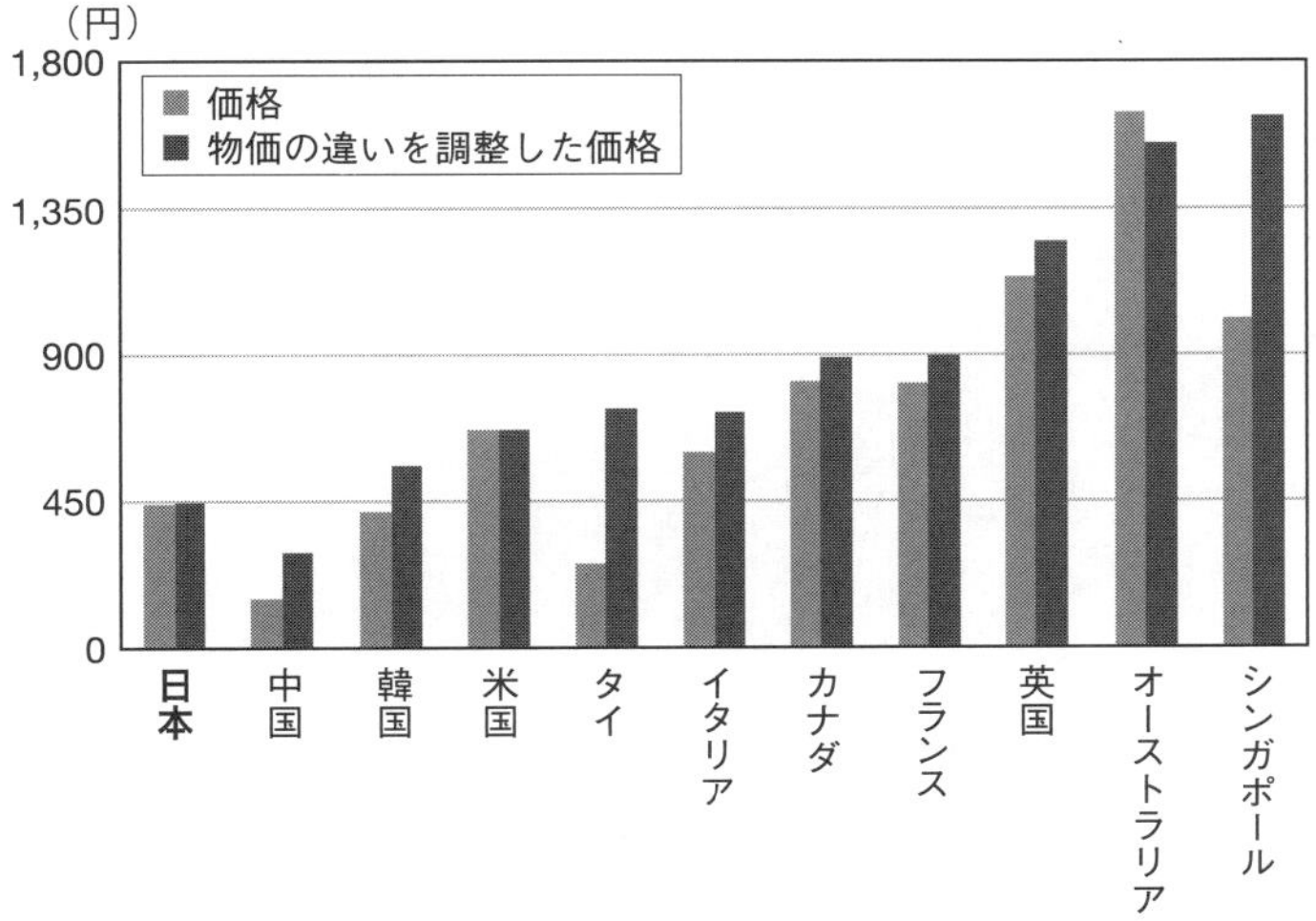

出典：Tobacco taxes and prices, Appendix IX：WHO report on the global tobacco epidemic 2017
（米ドルの値を当時のレートで円に換算）

・第17条　たばこ栽培や販売に代わる産業の支援

となります。これだけたくさんのメニューがあることは、それだけたばこが社会に深く根ざした問題であることを物語っています。冒頭で述べたように、世界中でレストランやバーなどが禁煙になったのは、第8条の「受動喫煙からの保護」の流れに沿っています。先進諸国ではたばこがどんどん値上げされて、オーストラリアでは一箱1、500円以上、英国やシンガポールでも一箱1、000円以上になっています。これは第6条に沿った流れです（図3－1）。

海外でたばこのパッケージにグロテ

スクな病気の画像が掲載されているのを見たことがあるかもしれません。これは第11条に沿った流れで、欧米諸国だけでなく台湾、韓国、タイ、ベトナム、マレーシア、フィリピン、インドなどにも広がっています。

分煙ではだめなのか

受動喫煙の議論でいつも出てくる意見として、「分煙でいい」というものがあります。一般の生活者を対象としたアンケートでも、常に「分煙」への支持が一定程度あります（145ページの図3-6参照）。しかし、WHOのたばこ規制枠組条約のガイドラインは「分煙」を完全否定しています。以下はガイドラインに掲げられた原則です。

・「100％の無煙環境」以外のアプローチには効果がない
・技術工学的アプローチではたばこ煙にさらされることから保護できない
・屋内の職場および屋内の公共の場はすべて禁煙とすべきである
・立法措置が必要である
・自由意思による対策には効果がない

なぜ分煙ではダメなのでしょうか。

アメリカ暖房冷凍空調学会という学会があります。これは、暖房、換気、空調、冷凍などの専門家が集まる学会です。いわゆる学者だけの集まりではなく、メーカーなど企業関係者も参加する団体で、工業規格の策定や見本市の開催まで行っています。この学会が2010年、受動喫煙を防ぐための技術を検討して報告書にまとめました。[4] 結論は（傍点は筆者）、

①屋内で受動喫煙の健康リスクを効果的になくす唯一の方法は、屋内を禁煙にすることである

②建物内で完全に分離独立させた喫煙室によって受動喫煙の制御は可能だが、喫煙室で働く人の健康被害を換気では防げない

というものでした。つまり、屋内を全面禁煙にすることでしか受動喫煙は防げないという結論です。空調の専門団体がサジを投げるほど、たばこの煙は屋内からの除去が困難だということです。

②で述べられている「働く人の健康被害」という点はとても大事です。「分煙」を支持する人は、客が選べればそれでよい、と考えがちですが、この意見はお客さんの視点でしか考えていません。お客さんは選べるかもしれませんが、そこで働いている人は自由に選ぶことはできません。喫煙可能な飲食店では給仕や接客をする人が受動喫煙にあいますし、空港や駅にある喫煙専用室であっても、灰皿などを掃除する人が受動喫煙にあいます。換気で煙を

図3－2　受動喫煙防止の法制化後の病気の減少（循環器・呼吸器疾患）

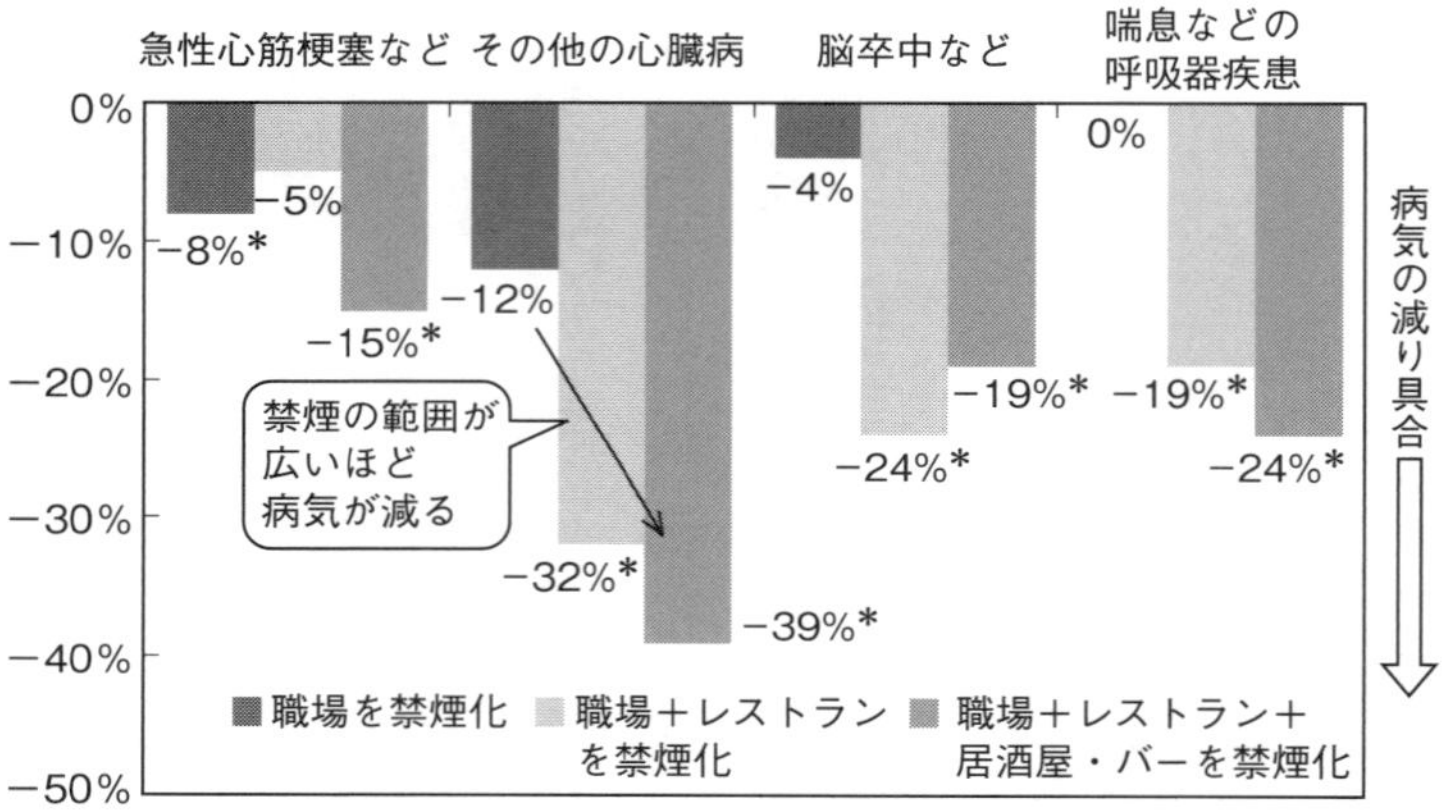

* 統計学的に意味がある変化
出典：*Circulation* 2012；126：2177-83

除去できると思われるかもしれませんが、たばこの煙はきわめて低い濃度でも血管や肺などに影響することが知られており、安全な濃度はないとされています。濃度をゼロ近くまで下げるには竜巻レベルの換気が必要だという話もあります。

法律を作ると病気が減る

法律で職場やレストラン、バーなどを禁煙にすると、病気が減ることが明らかになっています。図3－2は、受動喫煙防止の法律ができる前後の入院件数の変化を調べた研究結果です。心筋梗塞などの心臓病、ぜん息などの呼吸器の病気がきれいに減っていることがわかります。しかも、禁煙に

図3－3　受動喫煙防止の法制化後の病気の減少（周産期・小児）

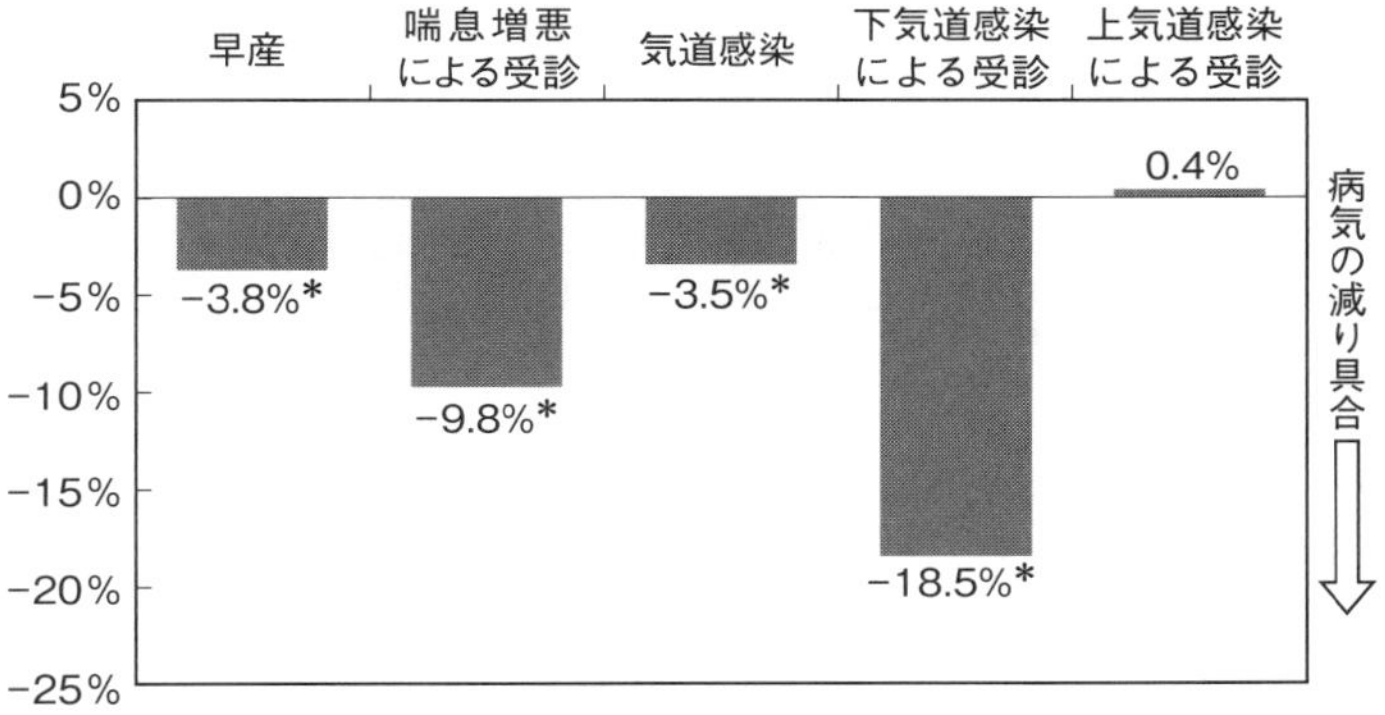

*統計学的に意味のある変化
出典：Lancet Public health 2017；2：420-37

する場所を職場、レストラン、バーと広げれば広げるほど病気が減っています。

この研究は、これまで法律ができた国や都市で行われた45の研究結果（33地域）を統合したもので、国や地域を問わず一致して病気が減っていることを意味しています。これらの国や地域に共通しているのは、すべて罰則付きで屋内全面禁煙にしたという点です。妊娠、出産や子どものぜん息などについても同じように、法律を制定した後に減っています（図3－3）。

罰則付きで屋内禁煙になると屋内でたばこを吸う人が減り、受動喫煙が減ります。法律ができたことをきっかけにたばこをやめる人もいます。その両方の効果で本人、あるいは周りの子どもの病気が減ったと解釈できます。法律で公共の場所や職場を禁煙にするだけで病気が減る、しかも国や地域が変わっても同じ結果になるということは、たばこと病気との間にそれだけ強い因果関係があることを示しています。[*2]

アジア諸国でも屋内は禁煙

表3－1は主要な国や地域で公共の場所や職場でたばこが吸えるかどうかをまとめたものです。欧米諸国だけでなく、アジアでも屋内禁煙が常識になっていることがわかります。韓国やフランス、イタリアでは喫煙専用室での喫煙が可能ということになっていますが、喫煙専用室の設置に補助金が出ないため、ほとんどの飲食店が屋内全面禁煙になっています。中国の北京やブラジル、ロシアはオリンピック・パラリンピックがきっかけで屋内が禁煙になりました。ブラジルだけでなく、南米大陸ではアルゼンチン、チリ、ペルー、ウルグアイなど大半の国で屋内が禁煙になっています。スペインでは２００６年に一定の面積以上の飲食店だけを禁煙とする法律ができましたが、法律違反が続出したため、２０１１年には面積基準が廃止されてすべての飲食店が屋内全面禁煙になりました。米国のハワイ州ではホテルの客室も80％以上が法律で禁煙になっています。

表３－１　世界の国や地域の職場と公共の場所での法令に基づく禁煙状況

○：屋内全面禁煙　△：基準を満たした喫煙専用場所でのみ喫煙可　×：喫煙可にできる

	職場	飲食店	バー
日本	×	×	×
日本（2020年から）	△	△（小規模店舗は喫煙可にできる）	△（小規模店舗は喫煙可にできる）
米国50州中31州（2018年6月現在）	○	○	○
英国	○	○	○
カナダ	○	○	○
オーストラリア	○	○	○
スペイン	○	○	○
フランス	△（実際は全面禁煙が多い）	△（実際は全面禁煙が多い）	△（実際は全面禁煙が多い）
イタリア	△（実際は全面禁煙が多い）	△（実際は全面禁煙が多い）	△（実際は全面禁煙が多い）
北京	○	○	○
香港	○	○	○
上海	○	○	○
台湾	△（小規模事業所は喫煙可にできる）	○	○
韓国	△（実際は全面禁煙が多い）	○	△（実際は全面禁煙が多い）
シンガポール	△（実際は全面禁煙が多い）	○	△（実際は全面禁煙が多い）
タイ	○	○	○
トルコ	○	○	○
ブラジル	○	○	○
ロシア	○	○	○

注１：特に記載がない場合2019年３月現在
注２：米国は州の法律がなくても市の条例で屋内全面禁煙になってることが多い
出典：米国疾病対策予防センター（https://www.cdc.gov/statesystem/smokefreeindoorair.html）
WHO たばこ規制枠組条約締約国レポート（http://untobaccocontrol.org/impldb/parties/）

未成年者が同乗する車も禁煙

公共の場所だけでなく、プライベート空間での喫煙を禁止する動きもあります。2015年、英国（イングランドとウェールズ）で未成年者が同乗する車（自家用車を含む）の中で喫煙を禁止する法律が施行されました。同様の法律はフランス、オーストラリア、カナダ、米国カリフォルニア州、ハワイ島などにもあります（日本でも努力義務ですが東京都と兵庫県で同様の条例ができました）。

この法律は、タクシーやバスなど交通機関での喫煙を禁止する法律とはまったく意味が異なります。公共の場所は不特定多数の人が利用する可能性がありますが、個人が所有する自家用車は完全なプライベート空間だからです。個人がプライベートな空間で喫煙をする自由を法律で制限するためには、よほどしっかりとした根拠が必要です。それが受動喫煙の健康被害の科学的証拠であり、もう一つは子どもに選択の自由がないことです。飲食店や職場を法律で全面禁煙にするのも、そこで働く従業員に選択の自由がないことが大きな根拠になっています。受動喫煙を防止するための法律には、弱い立場の人を守るという基本的なコンセプトが貫かれているのです。

2. われらがガラパゴス、日本

屋外で吸えない

日本のガラパゴス化がいろんな分野で指摘されていますが、たばこも例外ではありません。日本の最大の特徴は、屋外の喫煙が屋内より先に規制されたことです。

2002年6月、千代田区でいわゆる「路上喫煙防止条例」が成立し、同年10月から施行されました。[5] この条例によって、区内に指定された「路上禁煙地区」での喫煙が禁止されました（次ページの図3-4）。違反した場合は2千円の罰金（過料）が科されます。条例が施行されたときにはパトロール員が路上で喫煙者から罰金を徴収する様子が報道されました。

この動きは都市部を中心に全国に広がり、路上喫煙を何らかの形で規制する条例がある自治体は200を超えています。

海外では屋内の喫煙を規制するのがスタンダードで、屋外の喫煙は比較的自由に行われて

図３－４　「路上禁煙地区」の表示（東京都千代田区）

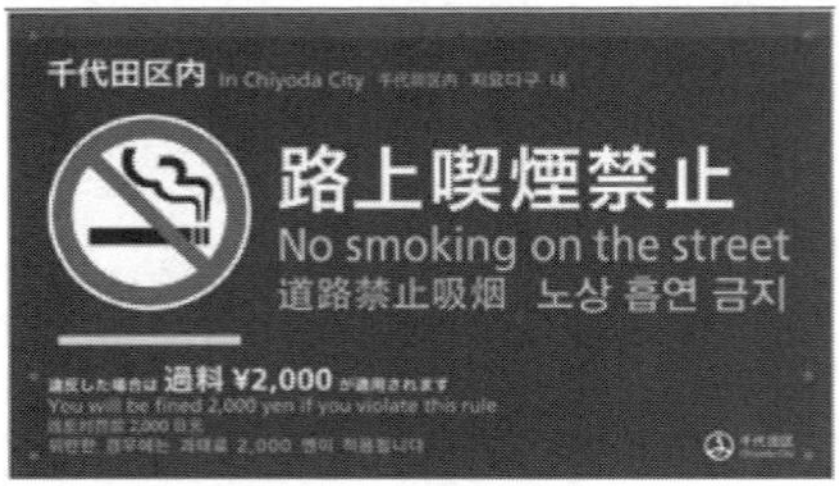
千代田区内 In Chiyoda City
路上喫煙禁止
No smoking on the street
道路禁止吸烟 노상 흡연 금지
過料 ¥2,000
You will be fined 2,000 yen if you violate this rule

出典：千代田区生活環境条例（http://www.city.chiyoda.lg.jp/koho/machizukuri/sekatsu/jore/jore.html）

います。前章で紹介したたばこ規制枠組条約第8条のガイドラインでも、「屋内の職場および屋内の公共の場はすべて禁煙とすべき」と「屋内」が明記されています（傍点は筆者）。海外でも路上喫煙の規制が議論されている地域はありますが、そのような地域ではすでに屋内が法律で禁煙になっています。なぜ日本では屋外の喫煙が先に規制されたのでしょうか。

市民の声

1994年、千葉県船橋市で歩きたばこをしていた男性のたばこの火が3歳の女の子の目に当たり、女の子が救急搬送されるという事件がありました。しかもこの男性は逃げてしまい、責任を問われることはありませんでした。この事件が一つのきっかけとなって、歩きたばこの規制を求める世論が形成されてゆきます。

図3－5　喫煙が迷惑な場所（迷惑を感じた人中の割合）の年次推移

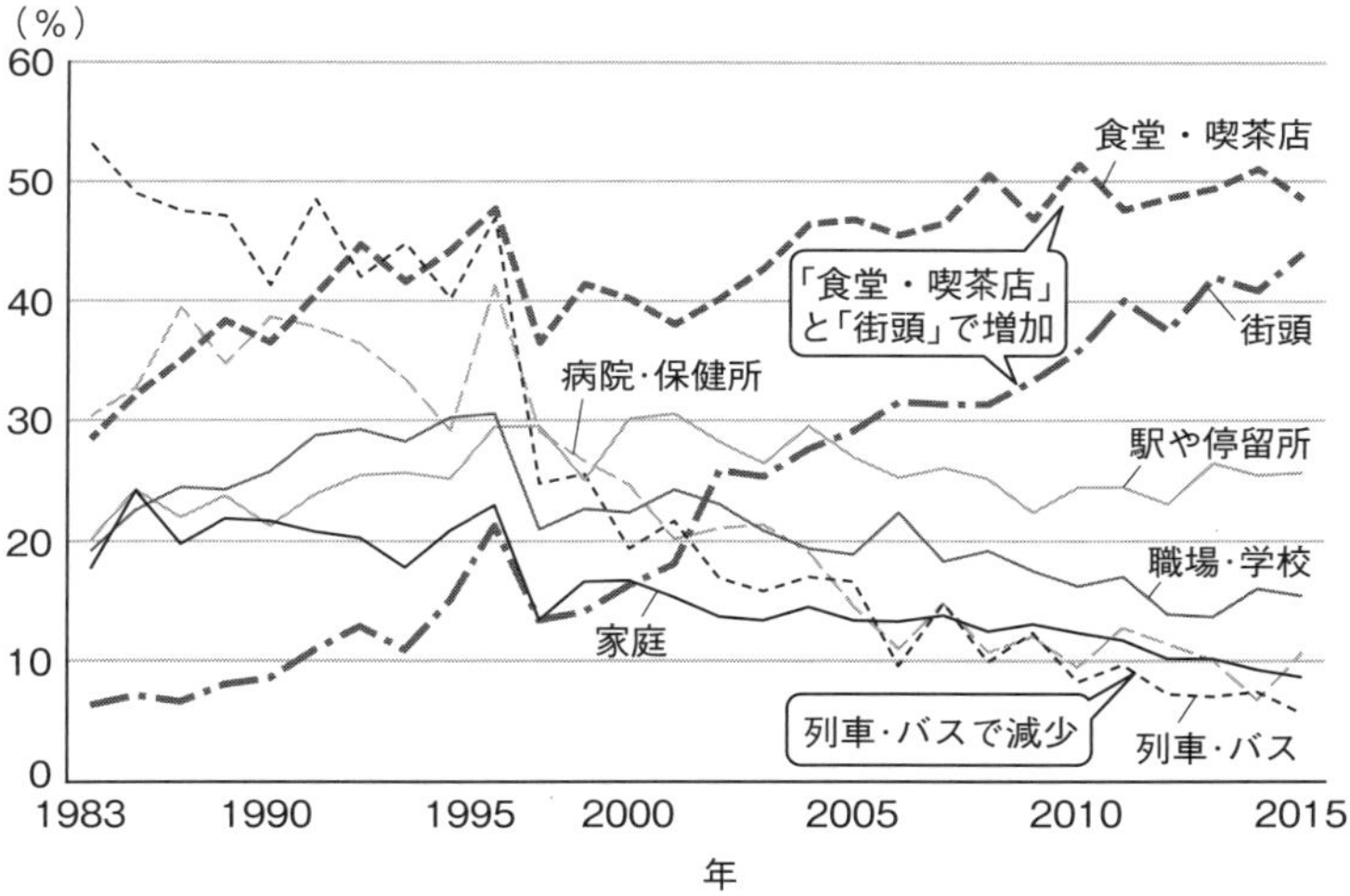

注：最近の調査では「職場・学校」は「職場」に，「列車・バス」は「列車」に，「病院・保健所」は「病院」に，「食堂・喫茶店」は「レストラン・喫茶店」に変更
出典：喫煙に関する世論調査（一般社団法人中央調査社）・喫煙の健康影響に関する検討会報告書（https://www.mhlw.go.jp/stf/shingi2/0000135586.html）

図3－5は、「喫煙を迷惑だと感じる場所」を調べた世論調査の結果です。1980年代は「列車・バス」が最も多く、半数近くの人が迷惑に感じたと回答していました。国鉄などを訴えた「嫌煙権訴訟」が起こされたのもこの時代です（第2部4章参照）。

時代が進むにつれて、「列車・バス」の回答は減り、代わりに「食堂・喫茶店」がもっとも多くなります。グラフをよく見ますと、もう一か所急に増えている場所があります。それが「街頭」です。路上の喫煙を迷惑に感じる人が1980年代にはほとんどいなかったのが、2010年代には4割以上になっているのです。2013年に行われた調査でも「受動喫煙防止対策の推進を望む場所」として「路上」と答えた人が37・9％で「飲食店」の36・4％とほぼ同数でした（国民健康・栄養調査）。現在でも、インターネットで「たばこ」「市民の声」で検索すると、コンビニの前の喫煙所、駅前、公園など屋外での喫煙について、自治体への苦情が多いことがわかります。

路上の喫煙を迷惑に感じる人が増えた背景として、路上以外でたばこの煙にさらされることが減ったことが考えられます。1990年代前後から鉄道やバスの禁煙化が進み、移動中もたばこの煙を吸わされずにすむようになりました。1960年代に8割以上だった成人男性の喫煙率は1990年代には5割程度まで下がっていました。飲食店や居酒屋などは相変わらずたばこの煙で充満していたわけですが、屋内はその空間に足を踏み入れなければたばこの煙にさらされることがありません。一方、駅前など多くの人が利用する屋外の喫煙は目立ちます。家庭に喫煙者がいなくて、居酒屋などにも行かない場合、たばこの煙に触れるのは路上でぐらいしかなくなったのです。

やけどのわかりやすさと肺がんのわかりにくさ

船橋市で3歳の女の子が歩きたばこでやけどをしたという事件は、誰の目にも明らかな健康被害でした。第2部で詳しくみたとおり、屋内の受動喫煙についても健康被害の科学的根拠は確立しています。これらの科学的証拠は、肺がんなど時間をかけてなる病気についてのものが中心で、受動喫煙にあった人が100%その病気や症状になるわけでもありません。

同じく第2部で紹介した裁判での「因果関係」という意味でも、歩きたばこが目に当たってケガをしたというのは、誰がみても「その人の歩きたばこという行為がなければケガをすることはなかった」という関係です。それに対して、受動喫煙と肺がんの関係は、受動喫煙が原因の一部といえるとしても、あくまで原因の一つです。たばこ産業がそこを逆手にとって「受動喫煙の害は証明されていない」というキャンペーンを行ってきた（JTはいまだにそのスタンスを変えていません）ことも第2部で紹介したとおりです。受動喫煙の健康被害とは対照的に、たばこの火が小さな子どもの目に当たるという事件は、より多くの人を説得するインパクトをもっていました。

路上のもつ公共性

飲食店は、わざわざそこに行く場所、という感覚がありますが、駅や街頭は毎日いやおうなしに通過する場所です。常連さんだけが集まる喫茶店や居酒屋など、飲食店は公共の場所であると同時に一種のプライベート空間という側面があります。喫煙者にとっては、そのリラックスした空間で一服して何が悪いという気持ちがあるでしょう。たばこの煙が嫌なら居酒屋に来なければよい、という声はいまだによく聞かれます。また、そこで働く人を除けば、世論を形成する多くの人はそういう場所に「行かない」あるいは「選ばない」という選択肢があります。

一方、毎日利用する駅や街頭は、多くの人が「選べない」立場にあります。路上喫煙にはポイ捨てやゴミの問題もあり、みんなで協力してクリーンにする場所、という意識も共有されています。路上の喫煙を規制すべきという声の背景には、このような公共性の概念も関係していたと考えられます。

反対勢力が少ない

日本の喫煙規制が路上から始まったもう一つの大事な背景は、反対する勢力が少ないことです。まず、日本たばこ産業（JT）は、路上喫煙の禁止に対して反対の姿勢をとっていません。JTのホームページ「たばこ対策等に関するJTの考え方・コメント」では、屋内の喫煙規制については国、神奈川県、兵庫県、大阪府、山形県、千葉県、東京都、北海道、流山市、千葉市、美唄市など、ほぼすべてに対して否定的な意見表明をしています。一方、路上喫煙については横浜市と京都市の2件にコメントしているだけで、内容的にも反対というよりは屋外の喫煙所の設置などで協力する姿勢を示しています[6]。

法律や条例の議決をする議会も、路上喫煙やポイ捨ての禁止については明確な反対勢力がいません。兵庫県が飲食店などの屋内を禁煙化しようとした際、たばこ産業、業界団体、自由民主党が組織的な反対活動をして条例が骨抜きになりました[7]（後で述べるとおり、国の健康増進法改正のときも同じパターンでした）。路上喫煙を禁止する条例が200以上の自治体で実現しているのに対して、屋内の喫煙を規制する条例は2016年時点で神奈川県、兵庫県、北海道美唄市、栃木県芳賀町の4つだけでした。この圧倒的な数の違いは、反対勢力がいるかどうかをはっきりと反映しています。多くの自治体が、市民から対応を求められる中、実現可能性を考えてまずは路上から、という判断をしたのは、このような力関係を反映したものなのです。

屋外を禁煙にしたツケ

屋内より先に屋外で喫煙の規制が進んでしまった日本では、いくつかの皮肉な結果が生じました。まず、喫煙者が吸える場所に集中するようになりました。屋内で喫煙が可能なお店には喫煙者が集まります。私の職場の近くのハンバーガーチェーン店は、ランチタイムでも喫煙可能で、お客さんはほぼ全員喫煙者、まさにガス室のようになっています。喫煙者が集中することで、そこで働く人は（もちろんお客さんも）より高濃度の有害物質にさらされることになります。ビジネス街にある公園、コンビニの前に置かれた灰皿の周りも喫煙者のたまり場になっています。

さらに、屋内の受動喫煙の実態が見えにくくなりました。路上での喫煙がなくなった結果、家庭に喫煙者がいなくて、外食もほとんどしない場合、たばこの煙に触れる機会がほぼなくなりました（残ったのが公園やコンビニ前です）。そのような人にとっては、受動喫煙の問題を屋内の問題とはとらえにくくなりました。喫煙可能な飲食店では、現在でもなお従業員

図3-6　全面禁煙と分煙への支持（不特定多数が利用する施設への対策としてもっとも適切だと考えるもの）

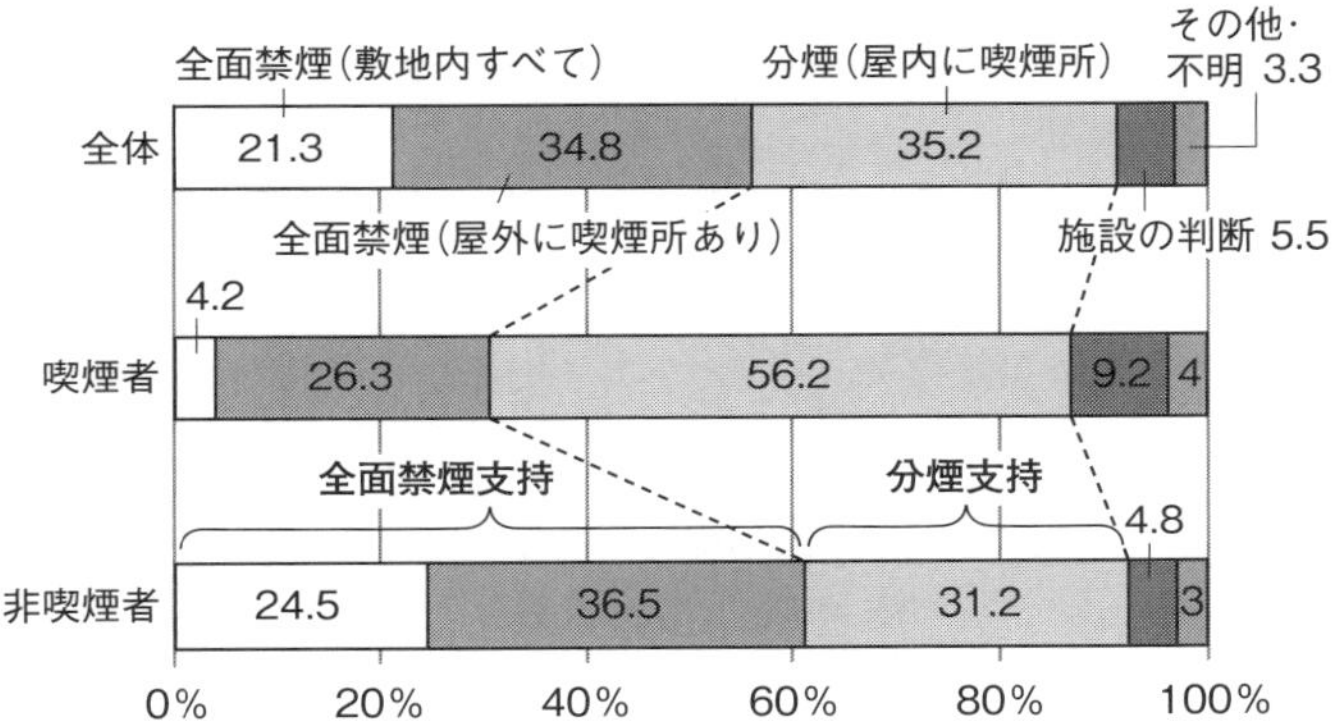

出典：受動喫煙に関する都民の意識調査報告書（http://www.fukushihoken.metro.tokyo.jp/kensui/kitsuen/sanko/citizen/conclusion27.html）

たちが高い濃度の有害物質に閉鎖空間でさらされ続けているわけですが、そういう店を避けることができるお客さんの立場からは、その実態が見えなくなってしまったのです。

その結果、屋内を禁煙にすることに対して世論の支持を得ることが困難になりました。喫煙者にとっては、屋外で吸えなくなっているのに、屋内まで禁煙にされるとどこで吸えばいいのか、という不満が当然生じます。一方、選べる立場にある非喫煙者のほうにも、そこまで喫煙者を締め出さなくてもいいのでは、という容認の気持ちが生まれました。図3-6は、2016年に東京都が実施した意識調査の結果です。喫煙者の半分以上が分煙を支持しているのは当然だと思いますが、非喫煙者でも3割が分煙を支持していることがわかります。国際的に標準となっている屋内全面禁煙は、喫煙者はもちろん、非喫煙者からも支持を得にくくなってしまったのです。

たばこ産業の思惑どおり

たばこ産業は、飲食店など屋内を法律で禁煙にすることに一貫して反対してきました。JTのホームページには以下のように書かれています。

「たばこを吸われる方と吸われない方が協調して共存できる社会の実現に向け、受動喫煙防止対策を一層推進していくため、喫煙マナーの啓発や希望される事業者の方々への分煙コンサルティング、喫煙ルールの店頭表示の普及などを進めてまいります」

「吸う人と吸わない人の共存」、「喫煙マナーの向上」、「分煙の推進」。これら3つのキーワードはJTのホームページに繰り返し登場し、テレビCMなどの広告などでもアピールされてきました。科学的には、分煙ではたばこの有害物質の濃度を下げられず、受動喫煙の健康被害を防げないという結論が出ていることは先に述べたとおりです。そういう意味で彼らは科学に反する主張を繰り返しています。

とはいえ、この「協調」や「共存」というキーワードは、人々の支持を得るよう絶妙に選ばれています。たばこの問題、特に受動喫煙の問題は、吸う人と吸わない人の対立になりがちです。たばこ産業は、その対立構造をうまく利用して、一見バランスのとれたキーワードを使い、自社の主張する分煙への支持を集めるよう働きかけてきたのです。そういう意味で、たばこ反対派が過激な嫌煙活動を行ったり、それをめぐって世論が喫煙者と非喫煙者の意見に真っ二つに分かれることは、たばこ産業側にとってはむしろ都合のよいことでした。

「マナー」もたばこ産業にとってもう一つ大事なキーワードです。科学的な視点からみると、受動喫煙は「マナー」ではなく健康被害の問題です。受動喫煙には健康被害があり、喫煙者や事業者の自主的な努力ではそれを防げない、だから法律で規制しましょう、というシンプルな話です。しかし日本では、たばこ産業の強力な「マナー」キャンペーンによって、受動喫煙を含めたたばこの問題が「マナー」の問題としてとらえられがちです。

ＪＴのマナー広告では、路上や電車でのシチュエーションが多く取り上げられていることに気づきます。電車でお年寄りに席をゆずったり、傘で周りの人が濡れないようにしたりするのと同じ扱いにすることで、たばこの問題を「マナー」の問題に置き換え、非喫煙者にもやさしい企業であることをアピールする狙いが見てとれます。

たばこ産業が路上での喫煙規制に反対しないのは、このようなマナーキャンペーンと両立できるからでもあります。さきほどの東京都の調査では、法的な規制をしてほしくない理由として「喫煙はマナーや嗜好の問題であり、法的に規制すべきではない」がもっとも多く、半数近くを占めていました。調査結果にみられる「分煙」や「マナー」への支持は、たばこ産業のプロモーションが着実な成果をあげていると解釈することができるのです。

「客が選べればよい」の怖さ

受動喫煙の問題で必ず出てくる「客が選べればよい」という意見について、もう少し深く考えてみましょう。神奈川県や兵庫県の受動喫煙防止条例でも、飲食店に喫煙可能かどうかをステッカーで表示する義務が課されました。図3‐7はこれらの県で実際に使われているステッカーです。このステッカーによって、たばこを吸いたい人は吸える店を選べますし、たばこが嫌いな人は吸えない店を選べます。一見吸う人にも吸わない人にもやさしい制度のようにみえます。

しかし、繰り返しになりますが、お店で働いている人はどうでもいいのでしょうか。お客さんよりお店で働いている人のほうが、受動喫煙にさらされる時間は長くなります。吸える

図3-7　神奈川県（上）兵庫県（下）で使われているステッカー

神奈川県

禁煙

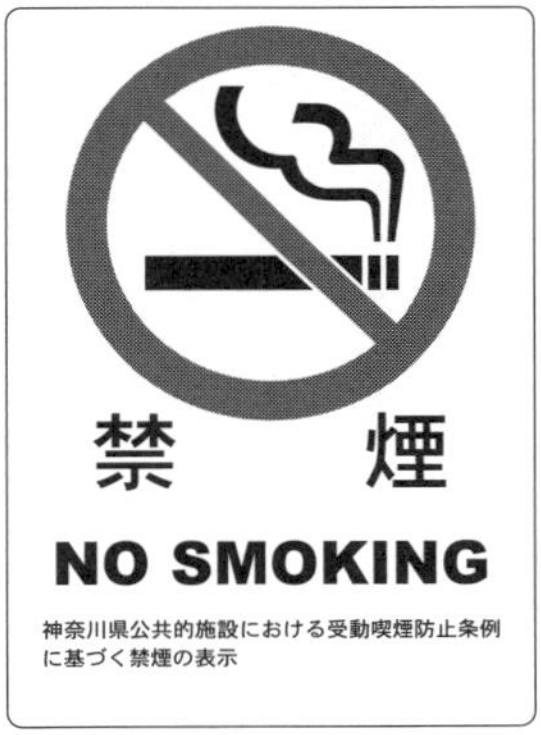

分煙

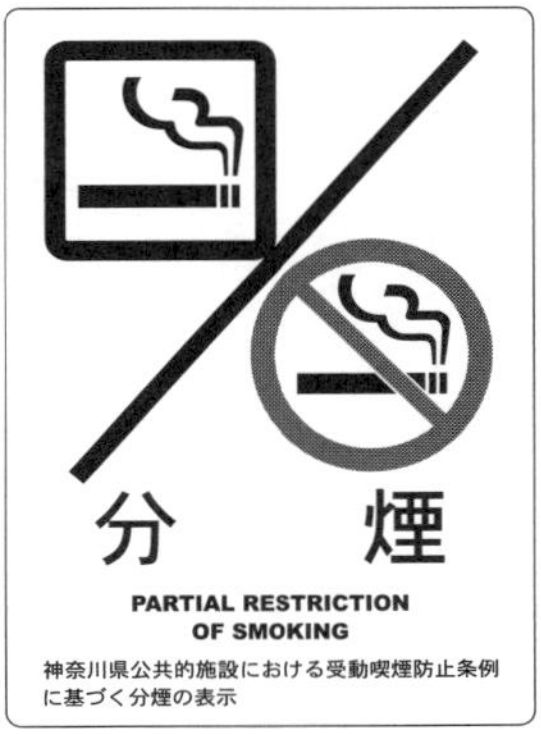

兵庫県

禁煙

分煙（空間）

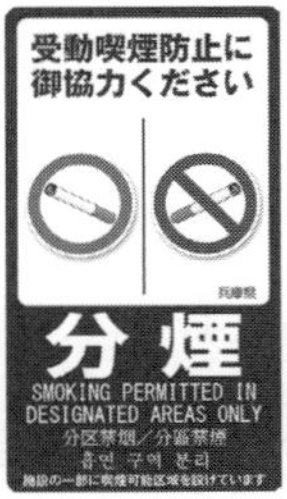

分煙（区域）

分煙（時間）

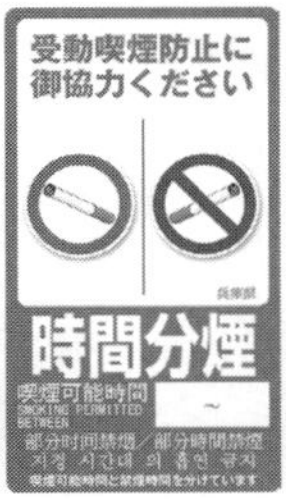

喫煙可

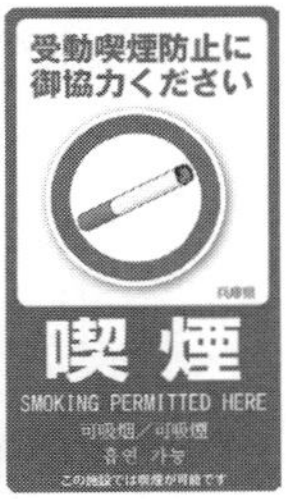

出典：神奈川県（http://www.pref.kanagawa.jp/docs/cz6/cnt/f6955/p23024.html）
　　　兵庫県（https://web.pref.hyogo.lg.jp/kf17/judoukitsuen_jourei.html）

お店と吸えないお店を分けることで、吸えるお店に喫煙者が集まり、たばこの煙の濃度は高くなることが予想されます。喫煙席と禁煙席に分けたとしても、喫煙席に誰かが食事や飲み物を運び、食器を片づけに行かなければなりません。お客さんと違い、従業員は店長や上司に命令されれば、それを断ることはできません。

ある国会議員が「がん患者は働かなければいい」という発言で騒ぎになったことがありました。この議員は、がん患者は「(喫煙可能の店で無理して)働かなくていいのではないか」との趣旨で発言をいたしました、と釈明しています。この釈明は、がん患者の労働する権利を否定したわけではではない、という意味では理解できますが、現に喫煙可能な店で働いている人に対しては何の釈明にもなっていません。たばこの煙でガス室のようになっている店でがん患者が無理して働かなくてよいのなら、誰なら働かせてよいのでしょうか。この釈明の怖いところは、ガス室のような場所で働かせてもよい種類の人がいる、ということを暗に認めてしまっている点です。

この騒ぎが起きたとき、メディアなどでも議員とがん患者団体とのケンカとして報じられましたが、現にそのような場所で働かざるを得ない人がたくさんいることについてはほとんど話題になりませんでした。マスコミ関係者も含めて、たばこが嫌いな人(そして経済力のある人)は、禁煙の店を選ぶことができます。そういう人にとって、喫煙可能な店がいまだにガス室のようになっていることは、想像することが難しいのでしょう。

喫煙可能な店で働いている人は自ら望んで働いているのだからがまんして当然、という意見も聞こえてきそうです。サービス産業で働く人はお客さんの要望に応える必要がある、これはこれで理解できます。でもなぜ、客のたばこの煙で自分の健康を害することまでがまんしなければいけないのでしょうか。そういう店で働いている人は自分もたばこを吸っていることが多いからいいでしょう、という意見もあるかもしれません。では、そういう店で働いている人がたばこをやめた場合や、何らかの病気になった場合は、仕事も辞めなければいけないということなのでしょうか。

たとえ喫煙者であっても、他人のたばこの煙を吸わされていい理由はありません。サービス産業の人たちが健康被害や不自由をがまんするのが当然だ、と考えるのが人々の総意としてあるのだとすれば、それはある意味恐ろしい社会だと言えます。

3. ガラパゴス日本の法改正 その顛末

「改正健康増進法」の成立

2018年7月18日、受動喫煙対策を強化する「改正健康増進法」が国会で可決、成立しました。この法律により、2020年から公共の場所や職場での喫煙が罰則付きで規制されることになりました。世界から取り残されてしまった日本でもようやく受動喫煙防止が一歩進んだことになります。しかし、この法律は、その中身も、成立するまでの過程も、やはりガラパゴスといわざるをえないものになってしまいました。

すべては東京五輪から始まった

さかのぼること5年前の2013年9月7日、アルゼンチンのブエノスアイレスで開かれた国際オリンピック協会（ＩＯＣ）総会において、東京が２０２０年オリンピック・パラリンピック（簡便のため以下オリンピックと表記します）の開催都市に選ばれました。オリンピックと受動喫煙、これら２つは一見なんの関係もなさそうにみえますが、日本の受動喫煙対策は、２０２０年の東京五輪と密接に結びついて動きました。ちなみに前回の東京でオリンピックが開催されたのは１９６４年ですが、その１年後の１９６５年には受動喫煙の害を世界で初めて報告した平山論文の調査が開始されています（第２部１章参照）。受動喫煙とオリンピックはリンクする運命だったのかもしれません。

たばこフリー（たばこのない）オリンピック

現在、オリンピックは「たばこフリー」であることが定められています。「たばこフリー」は英語で“Tobacco Free”、「たばこがない」という意味です。[*3]「たばこのないオリンピック」は、１９８８年のカルガリー冬季オリンピックから始まりました。当時のファン・アントニオ・サマランチＩＯＣ会長はこう述べています。「スポーツの目的は健康である。われわれは、オリンピックは不健康な行動に関与してはならないと固く信じる。だからわれわれは、たばこのないオリンピックを進めるために懸命に努力しているのだ」。スポーツの祭

表３－２　オリンピック開催地の受動喫煙防止のための法規制

開催年	開催都市	・根拠 ・制定年	内容	罰則
2004	アテネ	国の法律 2000	【禁煙】医療施設，飲食店，職場等	有
2006	トリノ （冬季）	国の法律 2005	【禁煙】医療施設 【分煙】官公庁，教育施設，飲食店等	有
2008	北京	市条例 2008	【禁煙】医療施設，教育施設 【分煙】官公庁，飲食店等	有
2010	バンクーバー （冬季）	州法 2008	【禁煙】公共施設，職場，飲食店等	有
2012	ロンドン	国の法律 2006	【禁煙】公共施設，飲食店等	有
2014	ソチ （冬季）	国の法律 2013	【禁煙】官公庁，医療施設，教育施設（飲食店等は対象外）	有
2016	リオデジャネイロ	州法 2009	【禁煙】公共施設，飲食店等	有

注：2018年現在，ロシアは飲食店も含めて法律で禁煙になっている
出典：オリンピック開催都市の受動喫煙防止に関する法律等．東京都第１回受動喫煙防止対策検討会（参考資料４）．http://www.fukushihoken.metro.tokyo.jp/kensui/kitsuen/judoukitsuenboushitaisaku_kentoukai/1st/pdf/sankou4olympic.pdf

典であるオリンピックは、健康を害するたばこと関係をもってはならない、というポリシーです。以後、夏季冬季を問わずすべてのオリンピックが「たばこのないオリンピック」として開催されてきました。「たばこのないオリンピック」では、会場内は全面禁煙となり、会場内でのたばこの販売は禁止され、たばこ会社がスポンサーになることも禁止されます。

最近オリンピックが開催された都市や地域、国では、すべて受動喫煙防止の法制化が行われてきました（表３－２）。東京も例外ではなく、国際社会から受動喫煙防止の対策をとるように求められることになったのです。１９６４年の東京オリンピックでは、それを祝して「五輪記念たばこ」が

発売されました。当時は次の東京オリンピックでたばこが締め出されることになるとは想像もできなかったでしょう。

日本はすべて努力義務

ここで、2019年現在の日本の法律の状況を確認しておきましょう。受動喫煙に関連する法律は、大きく分けて二つあります。一つは「健康増進法」、もう一つは「労働安全衛生法」です。簡単に分類すると、「健康増進法」が公共の場所の、「労働安全衛生法」が職場の受動喫煙に関する法律です。

どちらも法律がちゃんとあるじゃないかと思われがちですが、いずれも「努力義務」なので、違反したとしても罰せられることがありません。また、どちらも施設の管理者や事業者の義務として定められているため、喫煙者個人が何かをしなければならない（あるいはしてはいけない）という直接の義務はありません。以下、具体的な条文をみてみましょう。

2003年にさだめられた「健康増進法」の第25条は以下のように定められています。

学校、体育館、病院、劇場、観覧場、集会場、展示場、百貨店、事務所、官公庁施設、

飲食店その他の多数の者が利用する施設を管理する者は、これらを利用する者について、受動喫煙（室内又はこれに準ずる環境において、他人のたばこの煙を吸わされることをいう。）を防止するために必要な措置を講ずるように努めなければならない。（傍点は筆者）

「多数の者が利用する施設」がいわゆる公共の場所という意味です。「管理する者」が主語になっているので、施設管理者の義務であることがわかります。最後が「講じなければならない」ではなく「努めなければならない」なので、この条文が「努力義務」であることがわかります。

「労働安全衛生法」の第68条の2は以下のように定められています。

事業者は、労働者の受動喫煙（室内又はこれに準ずる環境において、他人のたばこの煙を吸わされることをいう）を防止するため、当該事業者及び事業場の実情に応じ適切な措置を講ずるよう努めるものとする。（傍点は筆者）

こちらの主語は「事業者」つまり労働者の雇い主です。雇い主には労働者の受動喫煙を防止する義務が定められていますが、やはり最後が「努めるものとする」なので「努力義務」であることがわかります。

健康増進法も労働安全衛生法も「努力義務」なので、努力してさえいれば罰せられることはありません。第3部1章で紹介したとおり、受動喫煙防止対策は「自由意思による対策には効果がない」、つまり罰則付きとすることが国際標準なのですが、日本では「努力義務」という自由意思に近い規制しかなかったのです（ただ、この「努力義務」を入れるだけでも苦難の道のりがありました）。

第3部1章で紹介したたばこ規制枠組み条約とそのガイドラインでは、罰則付きの全面禁煙が推奨されていました。2005年のスタート時からこの条約に参加している日本がそれに従っていないのはおかしいと思われるかもしれません。実は、たばこ規制枠組み条約は、参加国を増やすため、主要な条文に「国内法に従い」という限定条件がつけられています。つまり、条約の理念を認めれば国内の法律を変えなくても条約違反にならないように配慮されているのです。もちろん条約の趣旨に沿って国内の法整備をすることを本来求められているのですが、この限定条件のおかげで日本のガラパゴス的状況も一応条約違反にならずにすんでいます。

オリンピックをきっかけに健康増進法を改正する

オリンピックでは、選手と観客が体育館や会場内の飲食店など公共の場所を利用します。「たばこのないオリンピック」のためには、これまでの開催地と同じように、少なくとも会場となる自治体で、公共の場所の受動喫煙を防止する規制が求められます。しかしながら、東京でのオリンピック開催が決まった2013年時点で、屋内の公共の場所の喫煙を罰則付きで規制する条例は、神奈川県と兵庫県しかありませんでした。[*4]

東京オリンピックは、東京だけでなく関東近県や東日本大震災で被災した東北各県も会場となる予定になっていました。このような状況の中で、国全体をカバーする「健康増進法」を、努力義務から罰則付きの国際標準に変えようという流れが生まれたのです。

「たばこ白書」の公表

2016年8月31日、厚生労働省がいわゆる「たばこ白書」を公表しました。[8]「たばこ白書」は、日本のたばこ製品の現状、たばこの健康影響、たばこ対策について、科学的証拠をまとめた報告書です。厚生労働省は、旧厚生省時代を含めて、過去3回この報告書を発行してきました（1987年、1993年、2001年）[*5]。

通算4回目にあたる今回の「たばこ白書」は、受動喫煙の健康影響について科学的証拠を網羅的に調べ、肺がん、心筋梗塞などの虚血性心疾患、子どものぜん息などの病気について、「科学的証拠は、因果関係を推定するのに十分である（レベル1）」と結論づけました（第2部の図2－2参照）。さらに、日本の受動喫煙対策の状況が国際的にみて「最低レベル」であると評価しました。当時の新聞も、「日本は最低」という見出しでこれを報じています。この報告書の公表は、「健康増進法」を改正するための科学的な根拠を与えたのです。

「たたき台」の公表

「たばこ白書」の公表から約2か月後、厚生労働省が今後の法改正の「たたき台」を公表しました（次ページの表3－3）。その内容は、施設を①建物内禁煙、②敷地内禁煙、③原則建物内禁煙（喫煙室設置可）に分けるというものでした。一番厳しいのが②の敷地内禁煙で、建物内だけでなく中庭や駐車場などを含めて全面禁煙、次が①の建物内禁煙で、建物内が全面禁煙で屋外は喫煙可、一番ゆるいのが③の喫煙室設置可で、建物内は原則禁煙だが喫煙専用室を認めるというものです。

表３－３　「受動喫煙防止の強化について（たたき台）」で示された禁煙化の案

①建物内禁煙	官公庁 社会福祉施設 運動施設（スタジアム等） 大学 バス，タクシー（乗物内禁煙）
②敷地内禁煙	医療機関 小学校，中学校，高校
③原則建物内禁煙 （喫煙室設置可）	サービス業 飲食店，ホテル・旅館（ロビーほか共用部分）等のサービス業施設 事務所（職場） ビル等の共用部分 駅，空港ビル船着場，バスターミナル 鉄道，船舶（乗物内原則禁煙） 飲食店は喫煙専用室以外禁煙

注：個人の住宅やホテルの客室等は対象外
出典：https://www.mhlw.go.jp/file/04-Houdouhappyou-10904750-Kenkoukyoku-Gantaisakukenkouzoushinka/0000140971.pdf

一番厳しい敷地内禁煙とされたのが医療機関、小中学校、高校、二番目の建物内禁煙とされたのが官公庁、社会福祉施設、運動施設（スタジアム等）、大学、バス・タクシー（乗り物内禁煙）、原則建物内禁煙で喫煙室設置可とされたのが飲食店、ホテル・旅館（ロビーほか共用部分）、事務所（職場）、駅、空港ビル、船着場、バスターミナル、鉄道・船舶（原則乗り物内禁煙で喫煙室設置可）でした。

ここでの「喫煙室」はいわゆる「分煙」の店にあるような飲食可能な喫煙室ではなく、駅や空港にあるような喫煙専用の部屋のことです。つまり、飲食店を利用するお客さんだけでなく、そこで働く従業員の受動喫煙を防ぐことが想定された案でした。[*6] しかし後で述べるように、この「たたき台」は文字通り袋だたきにあうことになります。

業界団体のヒアリング

次に厚生労働省は、業界団体のヒアリングを公開で行いました。対象は合計30団体に上り、飲食店はもちろんのこと、ホテルや旅館などの宿泊業、鉄道、海運などの運輸業、マージャン店やパチンコ・パチスロの業界団体も含まれていました。「健康増進法」が規定する「公共の場所」というのが非常に広い範囲に及ぶことがわかります。医療関係では医師会などの資格団体と病院団体、教育関係では私立大学の団体が入っていました。

ヒアリングの議事録をみますと、一律の規制をされると厳しい、という声や、客離れによる売上げ減を危惧する声が飲食業、宿泊業などから多く上がったことがわかります（例外的に、シティホテルの団体はたたき台に基本的に賛成し、焼肉の業界団体は不公平を避けるため喫煙室設置も認めず一律禁煙とすることを要望しました）。

医療関係では4つの資格団体（医師、看護師、歯科医師、薬剤師）がいずれもたたき台に賛成を表明しました。一方、病院団体とホスピス緩和ケア協会は、精神疾患や末期がんの患者などに配慮した柔軟な対応を求めました。

自民党による袋だたき

年が明けて2017年2月9日、自由民主党（自民党）の厚生労働部会で「たたき台」が初めて審議されました。厚生労働部会は自民党内の政務調査会（いわゆる政調）の下にある部会で、政府が提案する議案は、国会提出前に部会の審議を経なければならないとされています。

この部会において厚生労働省のたたき台は袋だたきにあい、「90％以上は反対意見だった」と報じられました。厚生労働部会には部会長を含めて16名の自民党議員がいますが、受動喫煙防止に積極的な議員は少数派で、むしろたばこ規制に反対の議員がかなり含まれています。この日の審議も非公開でたった1時間で終了しました。自民党が受動喫煙防止の法制化にそもそも消極的で、最初からこの「たたき台」を相手にしないという方針だったことが読み取れます。実際、この日以降部会は3か月間開かれることなく、場外乱闘的な展開となります。

「たたき台」の変更

翌月の3月1日、厚生労働省は「たたき台からの変更点」を公表します。そこでは、飲食店のうち「小規模（●m^2以下）」（●は原文ママ）は除外するという「面積基準が」登場していました。この面積以下の場合は、店頭に「受動喫煙が生じうる」という掲示をすることと、換気などを義務づけるという案です。店頭に表示すればOKというのはお客さんのことしか考えていないというのは先に述べたとおりですし、狭い店舗ほどたばこの煙が充満しやすいので、従業員の健康を守るためには法律による規制をよりしっかり行うべきです。

しかし、狭い飲食店は個人経営で常連客との家族的な雰囲気を楽しむお店が多いことから、禁煙にしてしまうとお客さんが離れてしまう、喫煙専用室などの設置が物理的にも経営的にも難しい、という声が先に行われた業界団体へのヒアリングでもあがっていました。一定の面積以下の店舗を除外するというこの「面積基準」は、先行して施行されていた神奈川県と兵庫県の受動喫煙防止条例でも、自民党やたばこ産業、飲食店業界などの強い反対への妥協の産物として採用されたものでした。いずれも１００m^2以下の飲食店について、神奈川県の場合分煙の努力義務、兵庫県の場合分煙または喫煙可となっています（いずれも店頭に表示義務あり）。

厚生労働省の変更案は、国の「改正健康増進法」も県の条例と同じように骨抜きにされてしまうのではないかという危惧を関係者に抱かせました。肝心の面積基準が具体的に何m^2以下になるのかも変更案が出された時点で明らかではありませんでした（報道では30m^2とされていました）。

「たばこ議連」の対案

そのわずか6日後、自民党の「たばこ議員連盟」（たばこ議連）[*7]が対案を公表します。「たばこ議連」は260名もの自民党議員が所属する議員連盟（議連）で、麻生太郎財務大臣（2019年3月現在）をはじめとした自民党の重鎮たちが名前を連ねる影響力の強い議連です。「たばこ議連」の基本理念は「禁煙より分煙　目指せ分煙先進国」で、公共の場所の禁煙化に強く反対しています。

この議連のメンバーの多くが「もくもく会」という自民党内の別の議連にも所属しており、「もくもく会」はその名のとおり、受動喫煙防止の法制化に反対するために愛煙家議員によって結成された超党派の議連です。そんな「たばこ議連」が作った対案は、当然ながら法案を骨抜きにしたもので、店頭に「喫煙」「分煙」「禁煙」の区別を表示しさえすれば店内で自由に喫煙が可能、というものでした。表示すれば喫煙OKというのはお客さんのことしか考えていないという点はすでに述べたとおりですし、そもそもこれでは現状とほぼ変わりがなく、わざわざ法律を変えてまでやることではありません。厚生労働省の「改正健康増進法」

案を阻止するためのけん制であることは明らかでした。

これに対して「受動喫煙防止議員連盟」[*8]も総会を開き、厚生労働省案（たたき台の変更案）が最低限の対策で、これ以上緩和すべきでないことを求める決議をしました。この議連は超党派で、会長は元厚生労働大臣の尾辻秀久氏（自民党）が務めていますが、メンバーは元神奈川県知事で受動喫煙防止条例を実現した松沢成文氏、旧民主党の長妻昭氏、共産党の小池晃氏など、与党自民党に近い議員は多くありません。形の上では、「たばこ議連」と「受動喫煙防止議連」とがそれぞれ反対と賛成の意見表明をした形となりましたが、いずれも厚生労働部会という法律制定のプロセスではない「場外」の動きでした。

塩崎大臣の交代と小池劇場

5月15日、受動喫煙防止について話し合う2回目の厚生労働部会が開かれました。塩崎恭久厚生労働大臣自らが出席して厚生労働省案への了承を求めましたが、前回同様1時間で議論は終わり、答えはノーのままでした。結局、「改正健康増進法」案は部会の了承を得られる見込みがたたず、国会に提出されないままお蔵入りになってしまいました。

約4か月後の2017年10月22日、衆議院選挙が行われました。結果は自民党が単独で過半数の議席を獲得、公明党との連立政権の継続が決まりました。選挙の結果新たに組織された第4次安倍内閣では、厚生労働大臣が塩崎氏から加藤勝信氏に代わりました。加藤氏は安倍晋三総理の懐刀とも呼ばれる人物で、旧大蔵省（現財務省）の官僚でした。財務省はたばこを産業として育成する立場であり、国民の健康を守る厚生労働省の立場とは相いれないものがあります。この人事は、塩崎大臣（厚生労働省）と自民党との対立で暗礁に乗り上げた「改正健康増進法」案を、財務省寄りの大臣にまとめさせる、という意図を感じさせるものでした。

受動喫煙をめぐる政局でもう一人忘れてはならない人物、それは小池百合子東京都知事（2019年3月現在）です。国の「改正健康増進法」案に赤信号がともり始めた2017年5月ごろから、メディアで東京都独自の受動喫煙防止条例を制定する考えをアピールし始めました。そして、7月2日の東京都議会選挙で「都民ファーストの会」を率いて圧勝、都議会公明党[*9]と連立を組むことで、長く自民党の反対で実現できなかった受動喫煙防止条例を可決できる過半数体制を獲得しました。その後、公約どおり都は、「東京都受動喫煙防止条例」を成立させました（2018年6月27日成立、2020年4月施行）。

この「東京都受動喫煙防止条例」でも、飲食店の扱いをどうするかが焦点になりました。これまで条例を制定してきた神奈川県と兵庫県は、いずれも強い抵抗にあって面積基準の導

表3－4　東京都受動喫煙防止条例の施設類型と義務化される禁煙の種類

	施設の類型	禁煙の種類
第一種施設他	小学校，中学校，高等学校，保育所，幼稚園	敷地内禁煙 （屋外に喫煙所設置不可）
	大学 医療機関 児童福祉施設 行政機関 バス，タクシー，航空機	敷地内禁煙 （屋外に喫煙所設置可）
第二種施設他	上記以外の多数の者が利用する施設等 例）老人福祉施設，運動施設，ホテル，事務所，船舶，鉄道	**原則屋内禁煙** **（喫煙専用室内でのみ喫煙可）**
	飲食店	飲食店は，従業員を使用していない場合を除いて原則禁煙（喫煙専用室でのみ喫煙可） 従業員を使用していない場合は，禁煙・喫煙を選択することができる．

出典：東京都福祉保健局（http://www.fukushihoken.metro.tokyo.jp/kensui/tokyo/file/300719_joureisetumei.pdf）

入を余儀なくされてきました。オリンピックのメイン開催地である東京都がどういう判断をするのかが注目を集めていました。結果、東京都では面積基準は導入されることなく、「従業員を使用する」飲食店はすべて、原則屋内禁煙（喫煙専用室内でのみ喫煙可）となったのです（表3－4）。

屋内全面禁煙まではいかなかったものの、この条例は日本でもっとも国際基準に近い屋内の喫煙規制になりました。これまでいくつもの自治体や国で強い抵抗にあい、断念、あるいは骨抜きになってきた屋内の喫煙規制が、与党が交代することで初めて実現したのです。たばこの問題が政治の問題であり、選挙を通して大きく動くことを痛感した出来事でした。

大幅緩和の報道と「新厚労省案」

国の動きに戻りましょう。2018年10月に第4次安倍内閣で厚生労働大臣が交代してほどなく、受動喫煙防止対策について「大幅緩和か?」という報道がなされるようになりました。当初30m^2と報道されていた面積基準について、100m^2や150m^2という数字が登場します。同時に、大手外食チェーンが「全面禁煙」を採用するという記事も目立つようになります。資本力のある飲食店を全面禁煙にする代わりに、小規模の飲食店は喫煙可のまま残すということが既定路線になったことをうかがわせる報道でした。

そして、年が明けた2018年1月30日、厚生労働省が新しい案を検討していることが明らかになります。年末にかけて報道されていたとおり、この「新厚労省案」は、面積基準を大幅緩和し、客席面積100m^2以下かつ資本金5000万以下の既存飲食店については、店頭に表示すれば喫煙可とする、というものでした。厚生労働省の試算では、半分以上の飲食店がこの除外対象になるとされており、大きく後退した案です。

表3－5　改正健康増進法の施設の類型と禁煙の種類

<table>
<tr><th colspan="2">施設の類型</th><th>禁煙の種類</th><th colspan="2">経過措置</th></tr>
<tr><td colspan="2">A　学校・病院・児童福祉施設等，行政機関
旅客運送事業自動車・航空機</td><td>禁煙
（敷地内禁煙（※1））</td><td>当分の間の措置</td><td rowspan="2">別に法律で定める日までの間の措置
小規模の既存飲食店は除外された</td></tr>
<tr><td colspan="2">B　上記以外の多数の者が利用する施設，旅客運送事業船舶・鉄道</td><td rowspan="2">原則屋内禁煙
（喫煙専用室（喫煙のみ）内でのみ喫煙可）</td><td rowspan="2">【加熱式たばこ（※2）】
原則屋内禁煙
（喫煙室（飲食等も可）内での喫煙可）</td></tr>
<tr><td></td><td>飲食店</td><td>既存特定飲食提供施設（個人又は中小企業（資本金又は出資の総額5000万円以下（※3））かつ客席面積100㎡以下の飲食店）標識の掲示により喫煙可</td></tr>
</table>

※1　屋外で受動喫煙を防止するために必要な措置がとられた場所に，喫煙場所を設置することができる
※2　たばこのうち，当該たばこから発生した煙が他人の健康を損なうおそれがあることが明らかでないたばことして厚生労働大臣が指定するもの
※3　一つの大規模会社が発行済株式の総数の二分の一以上を有する会社である場合などを除く

閣議決定と国会での場外乱闘

2018年3月9日、ついに「改正健康増進法」案が閣議決定されました（表3－5）。報道のとおり、既存店舗で「客席面積100m^2以下かつ資本金5000万円以下」の場合、禁煙の義務化は当面免除されるという内容でした。施設の管理者、利用者とも違反した場合は罰金が科されます。受動喫煙防止のために国レベルの法律が努力義務ではなく初めて罰則付きになったことは大きな前進ではありましたが、屋内全面禁煙という国際標準からは遠い内容になってしまいました。

それから3か月後の6月、「改正健康

増進法」案は国会に提出され、ようやく国会での審議となりました。そこでもまた事件が起こります。参考人として国会審議に出席したがん患者団体の代表の方に、ある国会議員が「いいかげんにしろ」とヤジを飛ばしたのです。自民党の部会での「がん患者は働かなければいい」発言からちょうど1年後、また国会での議員の失言がメディアを騒がせることになりました。肝心の「改正健康増進法」案の中身については閣議で了承された案がそのまま可決され、2018年7月18日に成立しました。全面施行は2020年4月、日本の受動喫煙防止の法制化は、東京オリンピック開催にぎりぎり間に合う形で一応の決着がついたのです。

署名活動

受動喫煙防止の法制化をめぐって政治的な駆け引きが行われた中で、賛成派、反対派ともに大規模な署名活動を行いました。賛成派は、まず肺がん患者らでつくる日本肺がん患者連絡会と日本禁煙学会が3万8千122筆を集めて厚生労働大臣に提出(2017年4月)、これに対して反対派は、賛成派の数を2ケタ上回る116万7千168筆もの署名を集めて同じく厚生労働大臣に提出しました。一方、賛成派も負けじと日本医師会が署名活動を開始し、反対派の2倍以上の263万3千23筆(2017年8月8日時点)を集めて厚生労働大臣に提出しました。[*10]

反対派の署名活動は、飲食店などで構成する「全国生活衛生同業組合中央会」、「全国たばこ販売協同組合連合会」、「全国たばこ耕作組合中央会」、そして「日本たばこ協会」の4団体の連名で行われました。最初の3つの団体は厚生労働省のヒアリング対象にもなった団体で、それぞれ飲食店、たばこ販売店、たばこ農家を代表する組織です。

4つ目の「日本たばこ協会」は、日本のたばこ製造業（いわゆるたばこ会社）の業界団体で、JT、フィリップ・モリス社、およびブリティッシュ・アメリカン・タバコ社が会員です。JTもホームページで公式に署名活動への参加を表明しています。彼らの主張は、「禁煙より分煙」、「利用者および事業者の自主的な選択」の2つ、先に紹介した「たばこ議連」の基本理念と同じです。この署名活動と100万筆以上の署名を集める動員力は、たばこの栽培、製造、販売、そしてそれを吸う場所としての飲食店（そしてその業界とつながる政治家）が、巨大な産業複合体を形成していることを物語っています。

根深い社会構造

反対派の団体が署名活動で用いたスローガンに「お店を守らなければ、従業員は守れません」というものがありました。飲食店を禁煙にするとお客さんが来なくなり店がつぶれる、店がつぶれては従業員を守れない、というのです。[*11] これは、お店を存続するために従業員が受動喫煙にあうことは仕方がない、と言っているのと同じです。東京都の条例をめぐって「たばこ規制におかみさんがNO」という記事もありました。この記事では、「浅草には煙をあびる文化もあるし!」というステッカーも紹介されています。東京都の条例（従業員がいる飲食店は原則禁煙）をめぐる議論では、従業員が同意した場合は店内の喫煙を認めるべきだという意見さえありました。

「労働安全衛生法」では、雇い主が労働者の安全を守る義務が規定されています。従業員が危険を承知で働きたいと申し出ても、雇い主が従業員の安全を確保する義務がなくなるわけではありません。また、従業員が同意したといっても、受動喫煙の健康被害について十分に知らされた上での同意ではない、あるいは雇われている弱い立場ゆえに意思に反して同意する可能性もあります。

「お店を守らなければ、従業員は守れません」というスローガンに象徴されるように、日本では受動喫煙はがまんするもの、あるいは当然許容すべきものだ、という主張が普通に聞かれます。受動喫煙の健康被害、労働者の権利保護という本来の目的をいくら声高にさけんでも、煙をあびることを「文化」と言い切る人々にはなかなか届きそうにありません。このような深い溝ができた背景には、受動喫煙の害がないかのように宣伝してきたたばこ産業のプロパガンダがもちろんあります（第2部参照）。しかしそれ以外にも、日本の社会が構造的にたばこに依存し、たばこを利用してきた側面もあります。次章では、たばこの社会構造の話をとりあげます。

4.

お金がモノを言う世界

たばこの税収＝年2兆円

年間2兆円。これは日本のたばこ税のおおよその額です（図3-8）。金額が大きすぎてピンときませんが、2兆円は国民全員に約1万7千円ずつを支給できる額です。たばこの税収は国と市町村に折半され、使い道が決められていない一般財源に入ります。地方たばこ税はたばこを購入した店の住所地の自治体に支払われるため、「たばこを買うならうちの自治体内で買ってください」、というお願いをホームページに掲載している自治体も多くあります。

図3-8は日本のたばこの販売本数とたばこ税収の推移をグラフにしたものです。たばこの販売本数は1990年代をピークに下がり続けていますが、税収はそのあともずっと2兆円レベルをキープしていることがわかります。図の下部に記されているとおり、たばこ税は

図3－8　たばこの販売本数と税収の推移

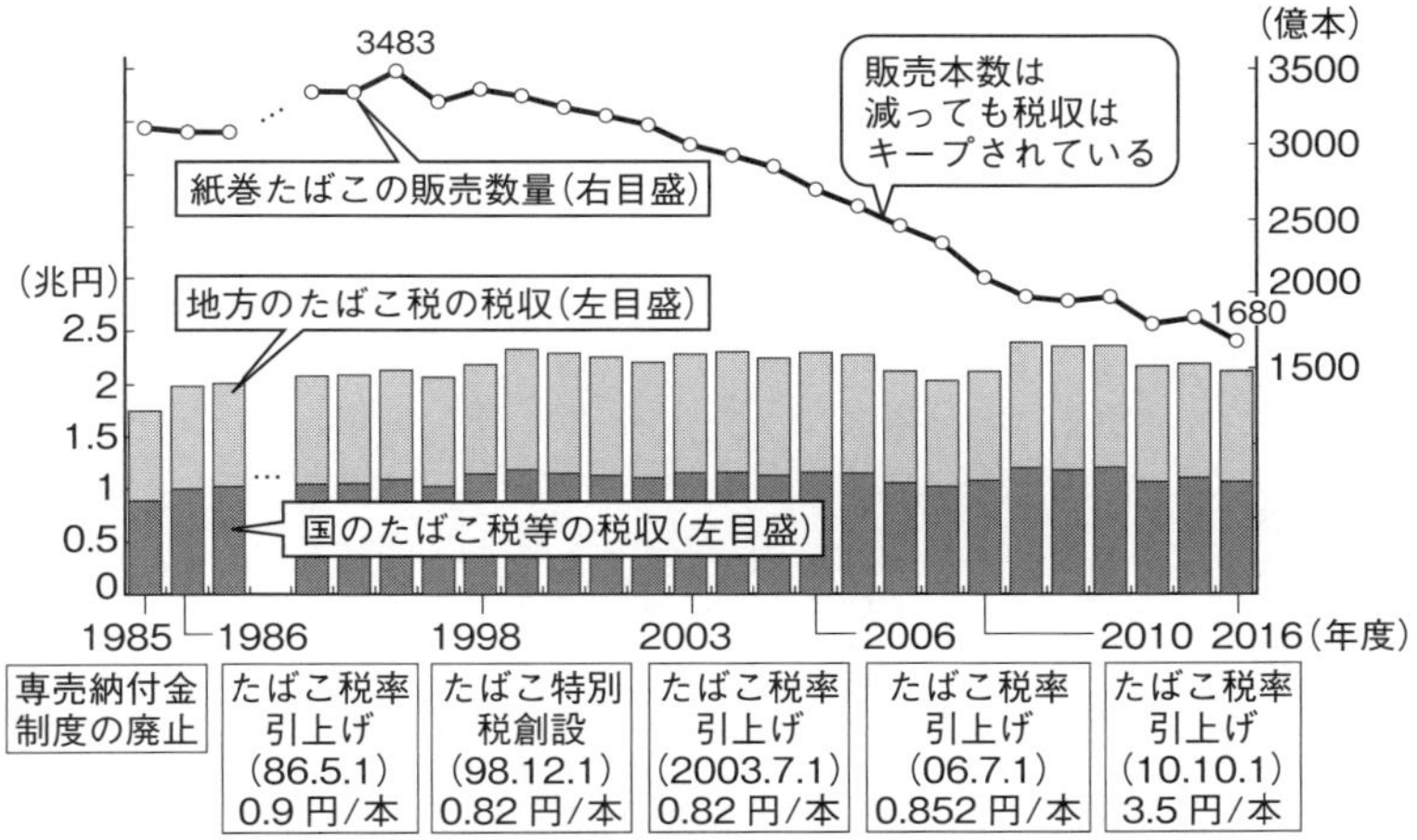

注：国・地方のたばこ税などの税収は決算額．紙巻たばこの販売数量は日本たばこ協会調べによる販売実績

これまで何度か増税されていますが、税収が下がり始めたタイミングで増税が行われて税収が持ち直していることもよくわかります。

たばこの税収は景気に左右されることが少ないと言われます（たばこに依存性があることもその一因です）。税収全体に占めるたばこ税の割合は、国の場合約２％、市町村の場合約３％（自治体による）です。数％とはいえ、不景気でも安定して確保でき、使い道も自由なたばこ税は、国、地方自治体ともに貴重な財源となっています。

日本ではかつて「恩賜たばこ」や「軍用たばこ」として軍隊でたばこが配られ、若い兵士はそこでたばこを吸う習慣を身につけました。それらの若者の多くは退役後もたばこを吸い続け、たばこ税を払う担い手となりました。
米国の医療費請求訴訟でたばこ会社が各州に支払っている総額25兆円の賠償金も、実際はほかのさまざまな用途に使われ、州の財政状況の改善に寄与していることが指摘されています。中央ヨーロッパのチェコ共和国では、フィリップ・モリス社が、たばこの税収が医療費などの社会的コストを上回ると、政府関係者へアピールしていたことが判明し、スキャンダルになりました[9]。[*12]
時代や洋の東西を問わず、国民の命と健康を奪うたばことその産業の資金力が国家にとって大きな収入源となってきたことは、否定しがたい事実なのです。

JTの筆頭株主＝財務大臣

日本たばこ産業株式会社（＝JT）の筆頭株主が誰かご存知でしょうか。財務大臣です。表3-6は2018年9月現在のJTの大株主リストです。一番上に記載のある「財務大臣」が筆頭株主として約3分の1の株を所有しているのがわかります。[*13]
かつて財務大臣はJTの株の半分を所有していましたが、東日本大震災の復興財源のため株を売却して3分の1になりました。JTの前身は日本専売公社という国営企業でした。当

表３－６　日本たばこ産業株式会社の大株主リスト（2018年９月30日現在）

氏名または名称	所有株式数（株）	発行済み株式総数に対する割合（%）	2017年度配当相当額*（円）
財務大臣	666,926,200	33.35	933億6966万8000
日本マスタートラスト信託銀行株式会社（信託口）	64,905,500	3.25	90億8677万
日本トラスティ・サービス信託銀行株式会社（信託口）	42,843,100	2.14	59億9803万4000
BNY GCM CLIENT ACCOUNT JPRD AC ISG (FE-AC)	32,332,069	1.62	45億2648万9660
GIC PRIVATE LIMITED - C	29,457,200	1.47	41億2400万8000
STATE STREET BANK AND TRUST COMPANY 505223	25,322,085	1.27	35億4509万1900
みずほ信託銀行株式会社退職給付信託 みずほ銀行口 再信託受託者 資産管理サービス信託銀行株式会社	23,660,000	1.18	33億1240万
日本トラスティ・サービス信託銀行株式会社（信託口５）	22,589,200	1.13	31億6248万8000
SSBTC CLIENT OMNIBUS ACCOUNT	21,432,285	1.07	30億　51万9900
JP MORGAN CHASE BANK 385632	20,678,350	1.03	28億9496万9000
計	950,145,989	47.51	

*2017年度年間１株当たり配当金（140円　https://www.jti.co.jp/investors/finance/yield/index.html）を所有株式数に乗じて計算

出典：JT 株式の状況（https://www.jti.co.jp/investors/stock/overview/index.html）

時日本専売公社を管理していたのは大蔵省です。それが1985年に行政改革の流れと欧米諸国からの市場開放の要請を受けて民営化され、現在の株式会社に移行しました。現在、所有する株が半分から3分の1に減ったとはいえ、JTの筆頭株主は財務大臣のままです。そういう意味で、株式会社JTは財務大臣の管理下にあるといえます。2015年に東日本大震災の復興財源のためにJT株を売却したとき、その売却額は9,734億円だと報じられました。JTの株を約6分の1売却するだけで実に1兆円近い復興財源が生まれたことになり、いかに巨大な企業であるかがわかります。

株主には毎年配当も支払われます。2017年の配当は1株140円、これに所有する6億6,600万株をかけて、財務大臣は単純計算でこの年900億円強の配当を受け取ったことになります（表3-6）。JTの業績が上がれば配当も上がりますので、政府の収入も増えることになります。

役員報酬と天下り

巨大企業だけに、役員報酬も巨額です。2017年の有価証券報告書によると[10]、代表取締役の年間報酬は1億4,100万円（基本報酬1億6600万円、ストックオプション3,50

0万円）でした。5名いる取締役（社外を除く）の報酬総額は年間4億8、200万円、上記代表取締役の分を引いて4名で単純に人数割りすると一人当たり約8、500万円です。2018年10月現在の役員中2名が元大蔵官僚です。民営化したとはいえ、JTが財務省（旧大蔵省）と密接な関係にあることがわかります。

広告料、テレビのスポンサー

広告宣伝費も巨額です。同じく2017年の有価証券報告書によると、[10] 同年の広告宣伝費は244億1、300万円、販売促進費はさらに多く1、122億1、200万円です。2017年の雑誌広告出稿量ランキングでJTはシャネルやパナソニックと並ぶトップ3（年間約19億円）にランクされています。[12] 新聞広告ではランキングには入っていませんが、ときおり一面広告を出しています。一面広告の広告料は数千万円といわれていますが、年間244億円の広告費からすれば1％にも満たない額で、巨大企業にとっては微々たるコストなのでしょう。JTは視聴率の高いテレビ番組のスポンサーにもなっています。

テレビで流れるCMはいわゆる企業広告やマナー広告で、たばこ製品は出てきません。若い人の中にはJTをマナー向上の団体か何かと勘違いしている人さえいます。これも圧倒的な量のマナー広告の効果でしょう。これらのメディアとのつながりは、大手の広告代理店が仕切っています。

国立がん研究センターとＪＴとの対立でネットが炎上したときも、テレビでは一切取り上げられませんでした（第2部2章参照）。テレビ番組の制作には多くの人間が関わりますので、特定のスポンサーの意向が常に反映されるわけではありませんが、特にデリケートな話題の場合、番組でとりあげる内容の選び方や扱い方にスポンサーの意向が少なからず影響していると考えるのが自然です。テレビ、新聞、雑誌という主要なメディアは、広告料という形でＪＴの影響下に置かれ、生活者はそのフィルターを通した情報を受け取っているのです。

たばこ産業の「健全な発展」のための法律

たばこ産業、財務省、自治体、メディア、これらをつなぐ社会構造の大元にあるのが「たばこ事業法」という法律です。たばこ産業が民営化された１９８５年にできたこの法律は、その目的を定めた第１条にこう書かれています。

「我が国たばこ産業の健全な発展を図り、もつて財政収入の安定的確保及び国民経済の

健全な発展に資することを目的とする」（傍点は筆者）

つまり、日本のたばこ産業は、法律によって健全な発展と財政収入の確保が定められているのです。

法律で飲食店を禁煙にしようとすると、売上げが減るという反論が必ず出てきます。「改正健康増進法」の動きでも厚生労働省の「たたき台」に対して市場調査会社が「外食市場への影響　マイナス8、401億円」というレポートを出しました。*14[13] 科学的には、飲食店を禁煙にしても売上げに大きな変化がないことは諸外国の多数の研究から明らかになっています。*15[8、14] そもそも健康被害を減らすための取り組みに対して、売上げが減るから反対というのはおかしな話なのですが、「たばこ事業法」の目的に照らして考えると、健康よりお金が大事、という考え方のほうがむしろ忠実な態度ともいえます。

たばこ事業法は「製造たばこは、会社でなければ、製造してはならない」と定めています。ここでいう「会社」とは当然JTのことで、この条文によってJTは日本で独占的にたばこを製造することができます。また、この法律はたばこの製造だけでなく原料である葉たばこの買い取り、販売（輸入たばこを含む）についても規定しており、すべての過程において財務省の管理のもと行われる構造になっています。JTの国営企業的性格は、民営化後も「たばこ事業法」という法律によって維持されているのです。

国民の健康を守るための事業は厚生労働省の担当ですが、たばこ事業そのものは財務省が担当しています。厚生労働省がたばこの健康被害を減らすための政策を提案しても、財務省は簡単に首を縦に振りません。どちらが善で、どちらが悪というものではなく、財務省は「たばこ事業法」に掲げられたたばこ産業の「健全な発展」と「財政収入の安定」を目的に動いているだけです。国民の命と健康を奪うたばこを、産業として育成しなければならないという根源的な矛盾を、日本政府は抱えているのです。[*16]

アリと象の闘い

次に、たばこの研究者が使えるお金をみてみましょう。たばこの研究は、厚生労働省の研究費（厚生労働科学研究費補助金）などの資金で研究グループを作って行われるのが通常です（研究班と呼ばれます）。その額は多くて数千万円、少ない場合は数百万円です。それを数名から10名近くの研究メンバーで分配しますので、一人当たりの研究費は数十万円のこともあります。複数あるこのような研究班をすべて合わせても、1億円にとどくかというところです。

かたやＪＴは独自の研究開発費をもっており、年間６００億円です。[10] まさにアリと象ほどの違いがあります。研究者にはメディアで広告やＣＭを出す資金もコネもありません。自分の研究成果をテレビで紹介してもらうには、何か話題になるようなネタを出して、ニュースで報道してもらうぐらいが関の山です。

国のたばこ対策予算をみてみましょう。２０１８年度の厚生労働省健康局予算は、総額３、７２８億円です。この額はＪＴの広告宣伝・販売促進費に匹敵すると誤解してしまうかもしれませんが、これは健康関連の予算の総額で、たばこに関連する予算は受動喫煙防止について特別についた予算を合わせても40数億円です。

かたやＪＴは広告宣伝・販売促進だけで1千億円を軽く超える予算、売上収益は2兆1、396億円強（うちたばこ事業が約1兆8千億円[10]）、やはりアリと象の違いです。禁煙運動が「禁煙ファシズム」などと批判されることがありますが、巨大な資金力を背景に自らの都合のよい社会構造を作ってきたのはむしろ産業側のほうで、禁煙派が行ってきた訴訟や条約締結の動きは、ちっぽけなアリが持てる力をすべて使ってなんとか報いた一矢なのです。

みんなが少しずつたばこに依存している

このように、日本でたばこ規制が進まない、あるいはたばこ規制に世間の賛同が集まりにくい背景には、「たばこ事業法」を核とした権力構造、社会構造があります。既得権、利権だと批判するのは簡単ですが、この構造は専売公社時代からずっと続いてきたもので、国民は健康被害を受けつつも、皆少しずつたばこ税の恩恵を受けてきたともいえるのです。

たばこをめぐる議論では「そんなに害があるなら売らなければいい」という意見がよく聞かれますが（第3部5章参照）、たとえばたばこを違法薬物に指定して市場から一掃してしまった場合、代わりに同じ額の税金（さらに雇用や関連産業を含む経済効果）を生む何かを用意しなければならなくなります。大切なことは、社会としてこの矛盾に満ちた存在とどう付き合い、健康被害をどう減らしていくかということです。

Column 受動喫煙で年間1万5千人死亡

「受動喫煙で年間1万5千人死亡」という話を聞いたことがないでしょうか。この数字は人目をひきやすいということから頻繁に使われたのですが、一方において「どうやって数えたんだ?」という疑問の声も多

図3－9　受動喫煙による年間死亡数

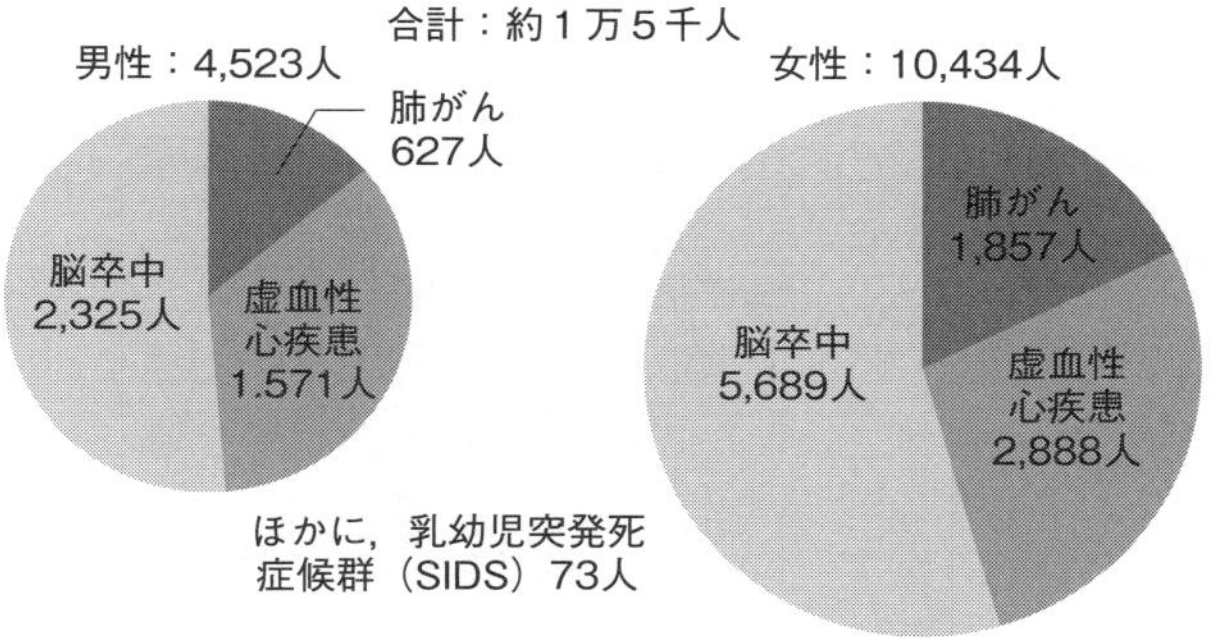

出典：厚生労働科学研究費補助金「たばこ対策の健康影響および経済影響の包括的評価に関する研究」平成27年度報告書

く聞かれました。

肺がんなどの病気は、単一の原因ではなくいろんな原因が関わって起こります。そこで、ある原因によるリスクの増加を、他の要因の影響を除いた形で推計します。たとえば受動喫煙と肺がんの場合、受動喫煙のある人が、ない人に比べて何倍肺がんになりやすいか（専門用語で相対リスクと呼ばれます）を、他の要因を調整した形で算出します。この何倍かという数字と、国民全体の何％が受動喫煙を受けているかの数字を組み合わせることで、肺がん死亡のうち何％が受動喫煙によって起こったかを推定することができます（図3－9、図3－10参照：専門用語で人口寄与危険割合と呼ばれます）。

このようにして求めた割合を、日本人全体の年間死亡数にかけ合わせて求めたのが1万5千人という数字です（肺がん、虚血性心疾患、脳卒中、乳幼児突然死症候群の合計）。本来何％という概念的な数字を、わかりやすくするために実際の死亡数に換算しています。この手法は、

図３−10　受動喫煙による年間死亡数の推定方法

女性の肺がんの割合

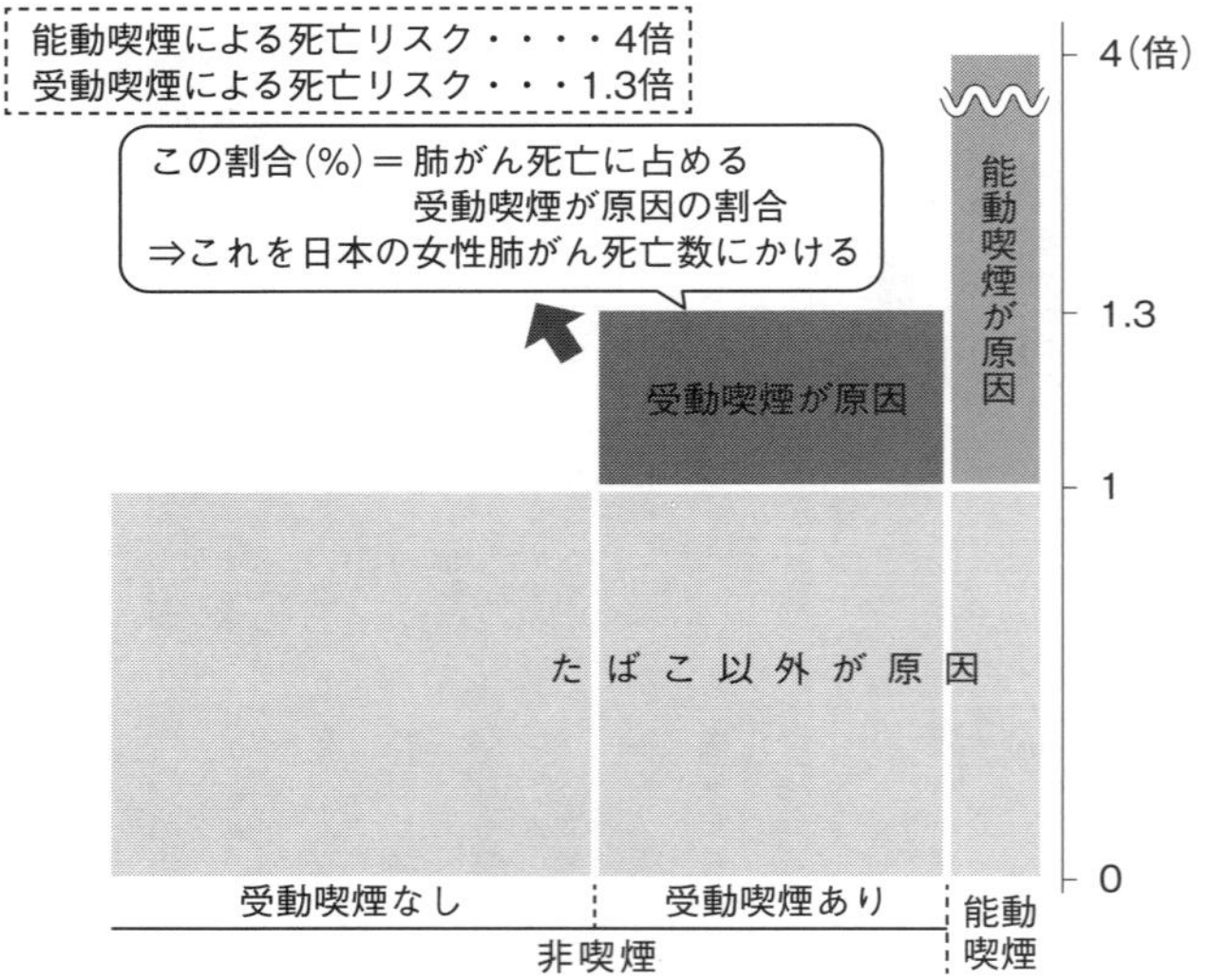

受動喫煙だけでなく能動喫煙でも、また喫煙以外の要因でも普通に使われています。日本では能動喫煙と受動喫煙による年間死亡数がそれぞれ12〜13万人と1万5千人、世界ではそれぞれ500万人と60万人と推計されています。

5. たばこのこれから

たばこ税を健康のために使う

矛盾に満ちた存在であるたばこを社会としてどう扱っていくか、国内外の事例を参考に考えてみましょう。最初は「目的税」という制度です。前章でたばこ税は目的が決まっていない財源で自由に使えることを紹介しました。これは国や自治体にとっては都合がよいのですが、国民・住民の健康や命を犠牲にして得た収入を、たとえば道路建設に使うというのは人柱のようでなんとなく気持ちの悪い話です。そこで登場するのが「目的税」という発想です。

健康を害するたばこから得た税収を、健康を守るため（たとえばたばこが原因で生じる病気の予防や治療、未成年者の喫煙防止）のために使うというもので、税金の負担と使い道との関係が明確になります。[8] 世界保健機関（WHO）は、たばこの税金を保健医療に使うことを推奨していますし、世論の支持も得やすいことが示されています。たとえば韓国ではたばこに課される税金に「国民健康増進負担金」というものが含まれ、この部分は国民健康保険の赤字補てんに使われています。

たばこの税金を、禁煙治療や若者の喫煙防止対策などにも使えるようにすれば、たばこの消費が減り、それによってたばこが原因の医療費も減り、たばこ税にたよらなくても社会が回るようになるかもしれません。ただ、このような取り組みを実施しているのは欧米でも米国（州により異なる）やスイスなどまだ少数で、アジアでも韓国を含めて数か国（インドネシア、フィリピン、タイ）にとどまっています。また、韓国でも健康目的の税のたばこ税全体に占める割合はまだ4分の1程度です。どの国でも、なんにでも使えるたばこ税のうま味はなかなか手放せないのかもしれません。

エンドゲーム＝たばこのない社会（Tobacco-free）を目指す

たばこ対策の分野で「エンドゲーム（Endgame）」という言葉が使われることがあります。この言葉は辞書的には「最終段階」や「終局」という意味で、たばこ対策の最終段階という意味で使われています。人によって考える最終段階は異なりますが、提唱されている構想の例としては

①たばこの成分管理を行う（ニコチン含有量の規制など）
②たばこ産業を保健当局や保健関係団体の管理下に置く
③たばこの販売を制限する（販売店を許可制にする、[*17] 営業時間を限定するなど）
④消費者のたばこの購入を免許制にする（たとえば禁煙治療が失敗したことを医師が証明した場合に限るなど）
⑤将来的にたばこの販売を禁止する

などです。これらを計画的、段階的に実施して、少しずつたばこのない社会を目指すという構想が「エンドゲーム（Endgame）」です。理想論のようにみえますが、カナダ、ニュージーランド、フィンランドなどでは実際に「たばこがない社会」（Tobacco-free）を国の目標に掲げています。これらの国々では世論もたばこの販売禁止に賛成する意見が多く、たとえばニュージーランドで２０１２年に行われた調査では対象者の約半数（非喫煙者では6割）が10年以内にたばこの販売を禁止することに賛成しており、喫煙者の過半数がたばこ製品からニコチンを減らして依存症になりにくくすることに賛成しています（次ページの図3-11）。

たばこの販売を禁止した場合の弊害として、闇市場や密輸が横行するのではないかという危惧が指摘されています。２００４年に世界で初めて紙巻たばこの販売を禁止したブータン

図3-11　ニュージーランドでのたばこに関する調査結果

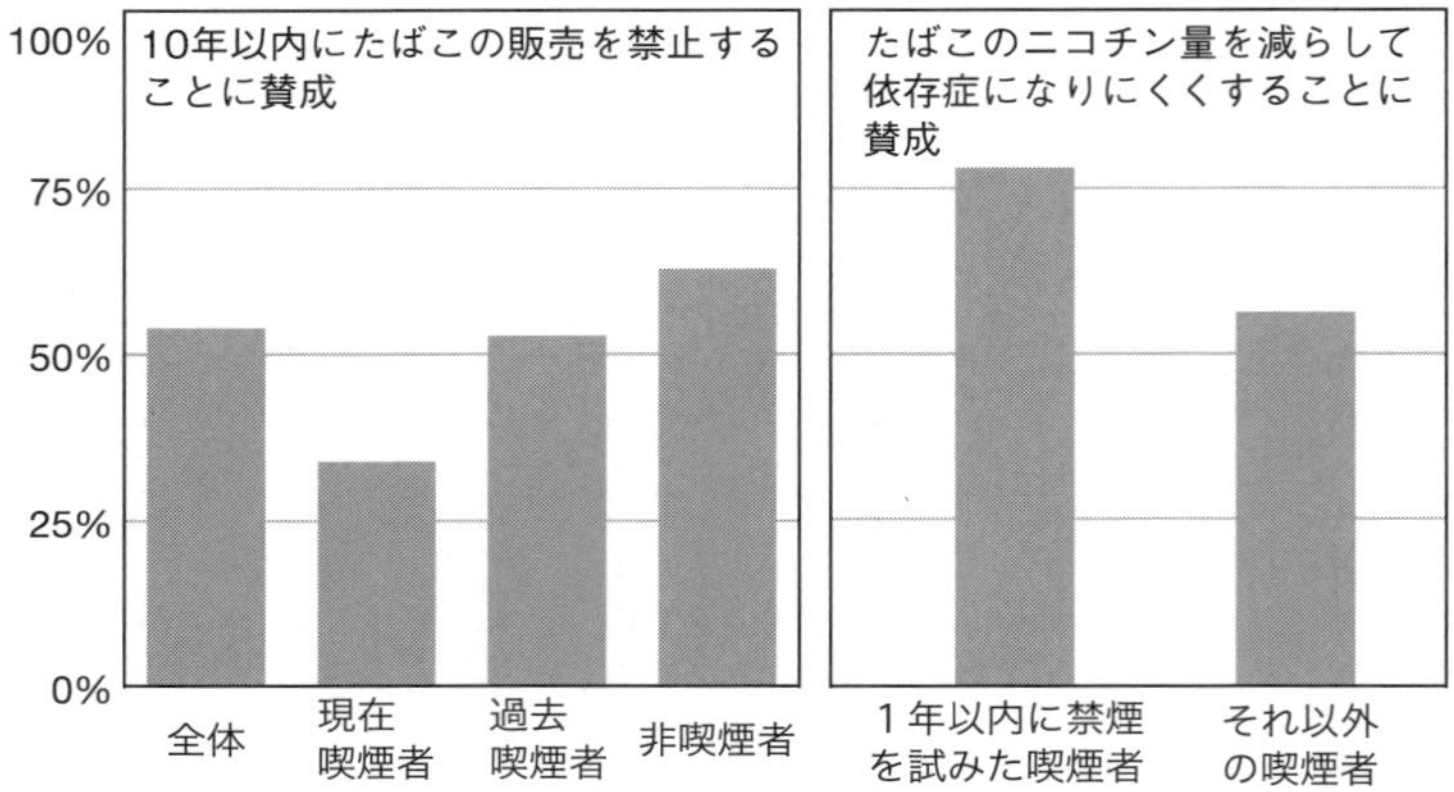

出典：Health Promotion Agency, New Zealand

では、喫煙率が数%に下がったものの、やはり闇市場と密輸が横行したと報告されています。また、特定の産業や製品を非合法化することは、企業活動や個人の自由への不当な制限だという批判もあります。今後「たばこのない社会」を目標に掲げている国々で、本当にたばこを違法薬物のような扱いにできるのかが注目されます。

たばこを薬物として規制する

「エンドゲーム」構想で掲げられていた「たばこ産業を保健当局や保健関係団体の管理下に置く」という政策を本当に実施している国もあります。長きにわたってたばこ産業と訴訟や政治闘争を繰り広げてきた米国です（第2部参照）。

米国では、２００９年に食品医薬品局（ＦＤＡ）がたばこの規制権限を勝ち取りました。ＦＤＡは文字通り食品と医薬品の規制をする機関です。この機関がたばこを規制するということは、たばこを医薬品と同じ「薬物」とみなしたということです。この権限はオバマ政権時代に成立した家族喫煙防止たばこ規制法（Family Smoking Prevention And Tobacco Control Act）に基づいています。オバマ大統領時代は民主党政権で、たばこ規制に積極的でした。

１９９０年代半ば、前の民主党政権時代（クリントン大統領）にも一度、ＦＤＡはたばこ規制をするという宣言をしたことがあります[15]。しかし、このときはたばこ産業から訴訟を起こされ、２０００年に連邦最高裁でＦＤＡ側は敗訴しました。全米の州政府がたばこ産業に医療費を請求した裁判でも、たばこ会社が合計約25兆円の賠償金を支払う代わりに、ＦＤＡによる規制は和解案から削除されました（第2部4章参照）。２００９年に成立したこの家族喫煙防止たばこ規制法は、10年以上にわたるＦＤＡ（と民主党たばこ規制派）の悲願が成就したものでした。

この法律に基づいて、ＦＤＡに「たばこ製品センター」（Center for Tobacco Products）が新たに組織され、たばこ製品の基準策定、新しい製品の許認可、警告表示の規定、広告・販売促進の制限、研究助成、国民への教育・普及など、たばこ製品の総合的な規制が始まりました。たばこ製品の許認可については、従来型の紙巻きたばこの販売はこれまでどおり認められますが、リスクが減るような宣伝文句を使う場合は、「リスク変更たばこ製品」（MRTP：modified risk tobacco product）として、新たにFDAに申請し、承認を得る必要があります。2019年3月現在、そのような「リスク変更たばこ製品」として認可された製品はまだありません。

米国のFDAによるたばこ規制は、世界的にみてもたばこをもっとも厳しく規制している例です。たばこの煙には約5300種類の化学物質が含まれ、それらが体の中でさまざまに作用します。日本ではたばこは「嗜好品」ということになっていますが、何千種類もの化学物質の固まりという意味で、たばこはれっきとした「薬物」です。FDAによる管理は、その事実に正面から向き合ったたばこ規制のあり方だといえます。ただ、日本でいえば、たばこ製品を医薬品の法律である「医薬品医療機器等法」で規制するようなもので、理想的ではありますが、「たばこ事業法」をはじめとするさまざまな法律や行政の仕組みを変えなければいけません。

ハーム・リダクション——害をなくすより減らす

たばこ対策で昔からある考え方に「ハーム・リダクション」というものがあります。「ハーム」＝「害」、「リダクション」＝「減らす」という意味で、たばこの健康被害をすぐになくすことは難しいので、少しでも害を減らせればいいのではないか、という考え方です。

たとえばスウェーデンでは、「スヌース」という口の中に留置するタイプのたばこが普及して、通常の紙巻たばこの喫煙率が下がったという実例があります。「スヌース」はれっきとしたたばこ製品で、紙巻たばこと同様に多くの発がん物質や有害物質を含み、国際がん研究機関（IARC）により「ヒトに対して発がん性がある（グループ1）」と判定されています。ただ、煙が出ないので受動喫煙の害がなく、喫煙者としても屋内や移動中などたばこが吸えない場所でもニコチンを補給できるということで、スウェーデンなど北欧諸国で普及しました。*18

同様に、英国では電子たばこ（日本で普及している「加熱式たばこ」とは異なります。コラム参照）が普及して、紙巻きたばこの喫煙率が下がりました。英国の公的医療サービスである国民保健サービス（National Health Service：NHS）も、電子たばこによる禁煙の効果を科学的に検証した上で、従来型の紙巻きたばこをやめる方法として正式に推奨しています。[16]

新型たばこの登場

世界中でたばこへの締め付けが厳しくなる中、たばこ産業は新しい技術で対抗してきました。それが「加熱式たばこ」[*19]です（図3－12[17]）。加熱式たばこは火を使わずに加熱するたばこで、英語では"Heated"（加熱）または"Heat-not-burn"（加熱するが燃やさない）と呼ばれています。たばこの葉を燃やさずに電気的に加熱して、発生した蒸気（厳密には気体と粒子の混ざった混合物、以下同じ）を吸うものです。日本では2014年から順次発売され、2016年4月に人気テレビ番組で特集が組まれたことで急速に普及しました（図3－12）。

これまで米国や英国で普及していた「電子たばこ」はニコチンなどの化学物質を加熱して蒸気を吸うもので、たばこの葉は直接含まれていません。これに対して「加熱式たばこ」は、たばこの葉を加熱するタイプとして新しく登場したものです（コラム参照）。

2019年3月現在、日本では3つの「加熱式たばこ」製品が売られています。いずれも本体にカートリッジを挿入する形になっており、カートリッジは買い換えて、本体はUSBで充電します。加熱式たばこは見た目も使い方も紙巻たばことまったく異なりますが、紙巻たばこと同じ葉たばこが原料として入っています。法律上も「たばこ事業法」で管理され、たばこ税も課されています（この点でも「電子たばこ」と異なります。コラム参照）。これ

図 3-12　加熱式たばこと検索件数の推移

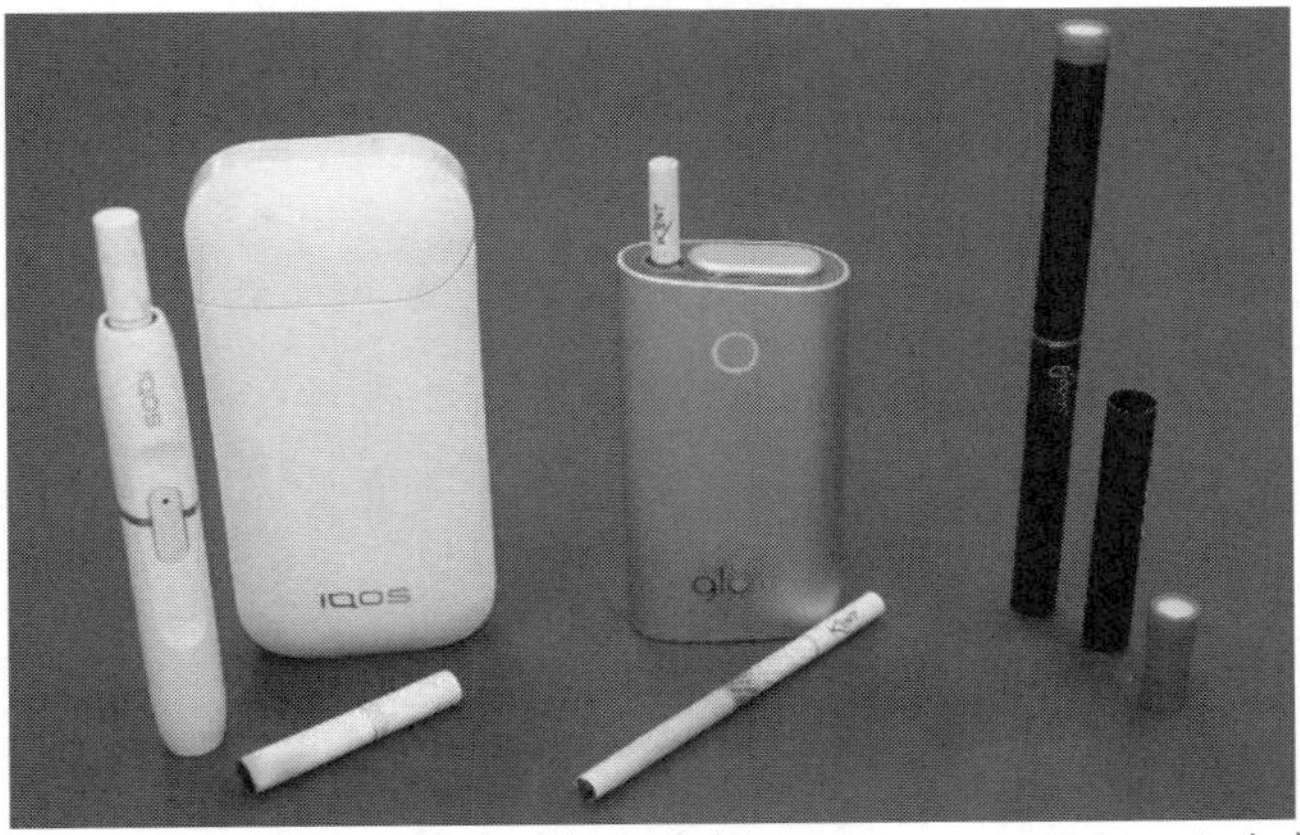

左からiQOS（フィリップ・モリス），glo（ブリティッシュ・アメリカン・タバコ），ploom TECH（JT）

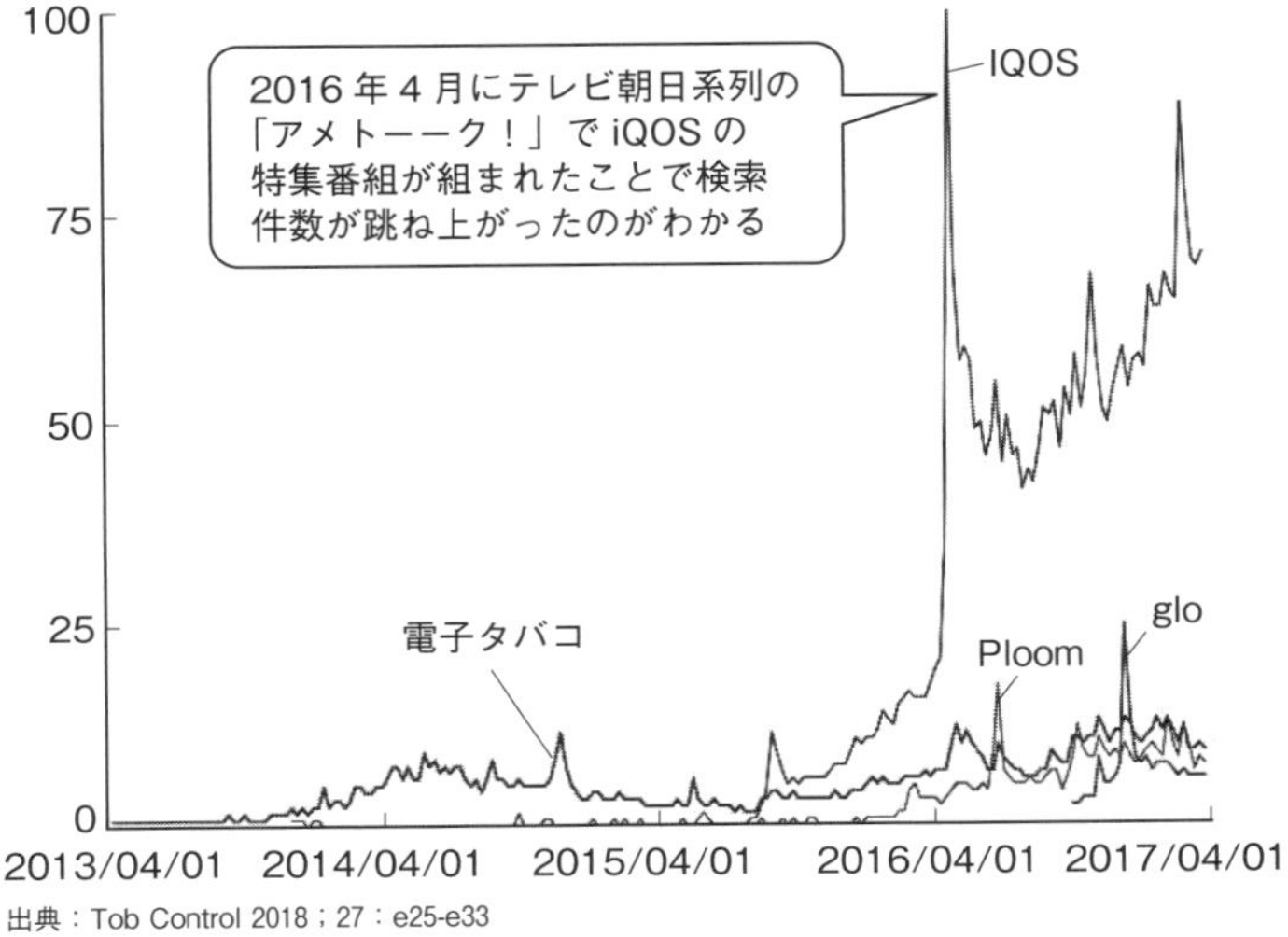

出典：Tob Control 2018；27：e25-e33

までの紙巻たばこが「焼きたばこ」だとすれば、加熱式たばこは「蒸したばこ」のようなイメージです。

Column 新型たばこってなに?

いわゆる新型たばこは「加熱式たばこ」と「電子たばこ」に分類されます(表3-7)。日本でたばこ産業の大規模なプロモーションとともに販売されているのは「加熱式たばこ」で、iQOS(フィリップ・モリス)、Ploom TECH(JT)、glo(ブリティッシュ・アメリカン・タバコ)の3種類があります(2019年3月現在)。これらを製造、販売しているのはたばこ会社です。「加熱式たばこ」には従来のたばこと同じように「葉たばこ」が含まれています。

一方、米国や英国で普及しているのは「電子たばこ」(英語ではvape、e-cigarette、e-cigなどと呼ばれています)のほうです。「電子たばこ」には「葉たばこ」は直接入っていません。「電子たばこ」はニコチンが入っているものと入っていないものに分類されます。日本ではニコチンが入った「電子たばこ」は認可制になっており、個人輸入でしか入手できません。日本の量販店などで売られている「電子たばこ」はニコチンが入っていないタイプのものです(ただし、製品を調べると検出されることがあります)。ニコチン入りの「電子たばこ」は、英国では禁煙補助ツールとして使われています。一方、「加熱式たばこ」に禁煙効果やリスク低減効果があるかどうかはまだ明らかではありません。

表3-7　新型たばこを含むたばことその類似製品の種類

原料（適用される法律）	燃焼式	加熱・非燃焼式（いわゆる新型たばこ）	非加熱式
たばこ葉を含む（たばこ事業法）	シガレット＝従来型の紙巻たばこ製品（各種たばこ会社）	電気加熱式たばこ iQOS（フィリップ・モリス） Ploom（日本たばこ産業） glo（ブリティッシュ・アメリカン・タバコ）	無煙たばこ［嗅ぎたばこ］ ゼロスタイル・スティックス（日本たばこ産業） ゼロスタイル・スヌース（日本たばこ産業） ガムたばこ［嚙みたばこ］ ファイアー・ブレイク（日本たばこ産業；製造中止）
ニコチンを含む（たばこ葉は直接含まない）（医薬品医療機器法）	ネオシーダー（アンターク本舗；薬用吸煙剤，第2類市販医薬品）	ニコチン入り電子たばこ（英米などで普及；日本では認可制）[1]	
ニコチンを含まない（現状で適用法不明確）[3]		ニコチンを含まない電子たばこ[2]	

1．2019年3月現在認可された商品はありません
2．ただし，市場に出回っている製品の多くからニコチンが検出されています
3．ニコチンを含まないと称して実際含んでいる商品が多いことから，消費者庁が厚生労働省に薬事法（現，医薬品医療機器等法）に基づく監督指導の徹底を求める文書を出したことがあります（https://www.mhlw.go.jp/stf/houdou/2r9852000000zlvf-img/2r9852000000zm39.pdf）
出典：喫煙の健康影響に関する検討会報告書（http://www.mhlw.go.jp/stf/shingi2/0000135586.html）

まとめますと

・「加熱式たばこ」はれっきとした「たばこ」である
・「加熱式たばこ」は欧米の「電子たばこ」とは異なる
・「加熱式たばこ」は禁煙補助剤ではない

の3点です。

加熱式たばこでハーム・リダクション？

たばこ会社は、加熱式たばこで有害成分が90％減るという宣伝文句を使っています（図3－13）。これは、先に述べた「ハーム・リダクション」の理論を利用したものです。しかし、「加熱式たばこ」で有害物質が減り、ひいては病気のリスクが減るかというと、それは決して科学的に検証されたものではありません。

実際、加熱式たばこの宣伝をよく読んでみますと、「本製品の健康に及ぼす悪影響が他製品と比べて小さいことを意味するものではありません」と但し書きされています。フィリップ・モリス社は、加熱式たばこiQOSを米国のFDAに「リスク低減たばこ」（MRTP、192ページ参照）として申請しましたが、FDAの諮問委員会はこれを退ける決定を下しています（2019年3月現在、FDAの正式決定待ち）。

世界保健機関（WHO）は、加熱式たばこについて情報シートを出しています。[18] それによると、

・加熱式たばこを含めて、たばこ使用はすべての形態で有害である
・たばこは本質的に毒性があり、自然の形態でも発がん物質を含んでいる
・したがって、加熱式たばこは「たばこ規制枠組条約」に沿って、他のたばこ製品と同じ

図 3-13 加熱式たばこの広告の例

iQOS（フィリップ・モリス）リーフレットより．有害物質が90%減と宣伝しているが，右下に小さく「本製品の健康に及ぼす悪影響が他製品と比べて小さいことを意味するものではありません」と但し書きがされている

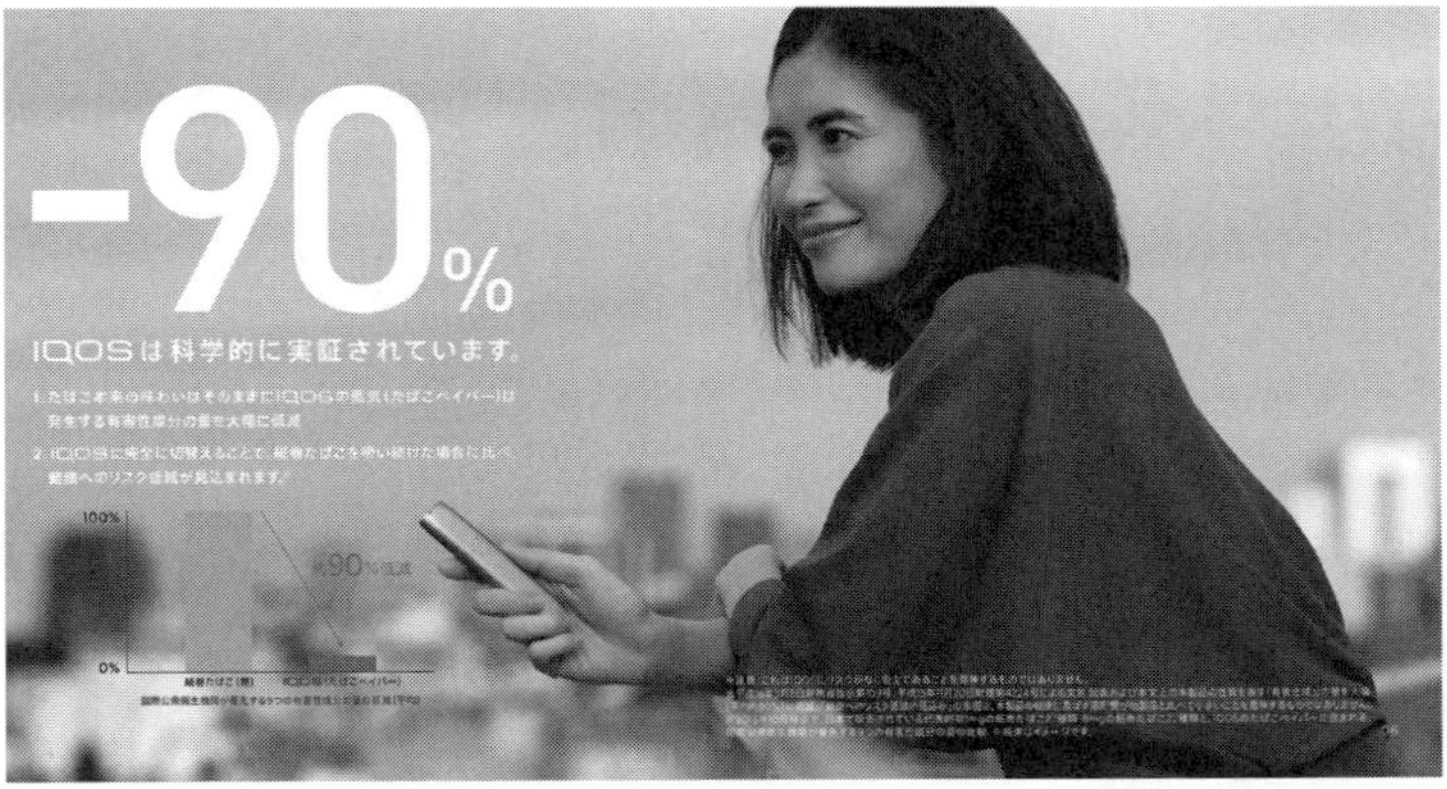

-90%
IQOSは科学的に実証されています。
100%
0%

iQOS リーフレットに付けられた健康警告：「喫煙は，あなたにとって肺がんの原因の一つとなり，心筋梗塞・脳卒中の危険性や肺気腫を悪化させる危険性を高めます．未成年者の喫煙は，健康に対する悪影響やたばこへの依存をより強めます．周りの人から勧められても決して吸ってはいけません．人により程度は異なりますが，ニコチンにより喫煙への依存が生じます」
注：この画像は，フィリップ・モリス社のご厚意によりいただいたものです

政策と規制措置が課されるべきであるとされています。つまり、加熱式たばこは従来型のたばこ製品と同様に有害であり、従来型と同じように規制すべきだということです。

加熱式たばこの成分を分析した研究によると、紙巻たばこと比べて減っている物質もありますが、多くの発がん物質が含まれ、ニコチンの量も大きく変わらないことがわかっています[19,20]。たばこの葉由来の物質だけでなく、加熱式たばこ本体のプラスチックが熱せられることで有毒な物質が発生することも報告されています[21]。

さらに、製品から出る有害物質の種類や量が減ったとしても、それが健康リスクを減らすことになるかは別問題です。先に述べたＦＤＡの諮問委員会の判定も、フィリップ・モリスが提出した証拠から、有害物質の量が減ることは認めましたが、健康リスクが減ることについては認めませんでした。*20 しかも、現在加熱式たばこを使っている人の多くは従来型のたばこも吸っており、従来型のたばこのリスクに加熱式たばこのリスクが上乗せになっているのが実情です。

「低タール」たばこでの前科

たばこ産業は、昔から「安全なたばこ」「リスクの低いたばこ」の開発を試み、消費者をあざむく宣伝をしてきました。[15] その一つの例が、１９６０年代後半から販売され、世界中で普及した「低タールたばこ」（「低ニコチンたばこ」とも呼ばれます）です。

「低タールたばこ」は、たばこの中身は普通のたばことまったく同じで、フィルター部分に小さな穴を空けてたばこの煙を逃がす仕組みです（図３-14）。しかし、喫煙者は「低タールたばこ」を吸うとき、普通のたばこより強く吸い込んだり、穴の部分をくちびるでふさいだりする「代償行動」をとるため、実際に体の中に吸い込まれるタールの量は変わらない

図3-14　低タールたばこと肺がんリスク

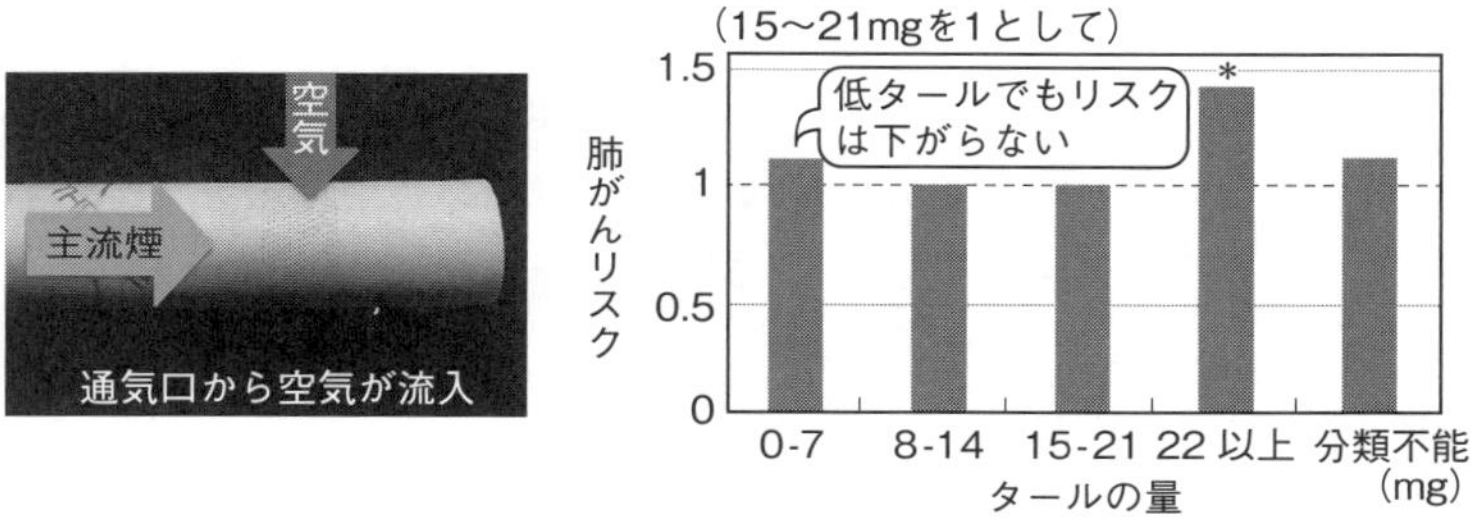

（左）画像は，喫煙の健康影響に関する検討会報告書（https://www.mhlw.go.jp/stf/shingi2/0000135586.html）掲載画像を改変
* 統計学的に意味のある差
出典：BMJ 2004, 328, 72

ことがわかっています。

たばこ製品に記載されているタールの量とそれを吸った喫煙者の肺がんとの関係を調べた研究でも、「低タールたばこ」でリスクが減ることはありませんでした（図3-14）。ところが、たばこ産業は「低タールたばこ」をあたかもリスクの低いたばこであるかのように宣伝し、たばこ売上げの85%を占めるまでに成長させました[22]。

内部文書などの分析によって、たばこ産業が、代償行動により喫煙者のニコチンやタールの摂取量が減らないことを十分知った上で、あたかもリスクが減るかのような宣伝を繰り返していたことが明らかになっています[23-25]。現在は国際的なルールで「ライト」「マイルド」「低タール」などの宣伝文句は使えないことになっています[26]（日本の人気たばこ銘柄である「マイルドセブン」が「メビウス」にブランド名を変えたのもこのルールが背景にあります)。

たばこ産業は、受動喫煙の害(かつては能動喫煙の害も)をないかのように宣伝したのと同じように、「低タールたばこ」でも科学をあざむく宣伝をしてきたのです。加熱式たばこがたばこの葉を原料にした製品であり、「リスクが少ない」という情報がたばこ産業から出ている以上、加熱式たばこによってリスクが減らせるという主張には懐疑的にならざるをえません。

たばこ産業の本気度——巨額の研究財団

一方、たばこ産業の加熱式たばこへの本気度には目をみはるものがあります。2017年9月、iQOSの製造販売メーカーであるフィリップ・モリス社が研究財団の設立を発表しました。「煙のない世界のための財団」(〝Foundation for Smoke-free World〟)と名づけられたこの財団のコンセプトは、「喫煙をこの世代で終わらせましょう」というものです。

フィリップ・モリス社は世界最大のたばこ会社です。その会社がなぜ喫煙を終わらせる財団を作ったのでしょうか。それは、「加熱式たばこ」のプロモーションのためです。フィリップ・モリス社は、従来型の紙巻たばこから撤退し、新型たばこへ完全にシフトするという大胆な戦略をとっています。

2018年の新年には、英文の大手新聞各紙に「たばこをやめる」[*21]という一面広告を出しました。しかも、単に自社製品を売ることだけでなく、産業転換、禁煙支援、農業転換などのメニューを掲げて、産業振興の提案まで行っています。

たばこ対策の関係者を何より驚かせたのは、世界保健機関（WHO）のたばこ対策の元責任者であったデレク・ヤック博士（第3部1章参照）が、フィリップ・モリスの財団トップに就任したことです。財団のホームページにはWHOさながらに喫煙の健康被害の数値が並んでいます。予備知識なくこのホームページをみた人は、この財団がWHOの関連団体だと誤解してしまうほどです。しかしこの財団は、保健当局とはまったくの無関係で、フィリップ・モリス社が全額出資して作ったものです。12年間で9億6千万ドル（約1千億円）、研究者にとっては目が飛び出るような額です。

「歴史は繰り返す」、この言葉はまさにフィリップ・モリス社の「煙のない世界のための財団」に当てはまります。たばこ産業は、医学界の大御所を抱き込んで研究財団を設立するという、1950年代から繰り返してきた手法をまた使っているのです（第2部2章参照）。

能動喫煙、受動喫煙、低タールたばこ、いずれについても、たばこ産業は科学的事実を隠し、歪め、科学を装って自らのビジネスに都合のよいデータを宣伝してきました。実際、W

HOはこの財団の設立が発表されるとすぐに、「決して協力しない」という決意声明を出し、各国政府および公衆衛生のコミュニティもこの財団に協力すべきでないと呼びかけました[27]。それもそのはず、たばこ産業は、これまでさんざんWHOを敵対勢力とみなし、「WHOを攻撃する」という明確な方針で活動を続けてきました（第3部1章参照）。今さら耳触りのよい言葉を並べても、WHOとしては信用できるはずがないのです。

研究費という毒まんじゅう

たばこ産業は国家予算規模の予算を投入して加熱式たばこを売り込んでいます。フィリップ・モリス社は、加熱式たばこが従来型のたばこと異なり「安全」であることを示すための研究をいくつも走らせています。たとえば2018年4月に報道発表された試験の結果は、自社製品iQOSの受動喫煙の影響を調べた結果、周囲の人への影響が認められなかった、というものです[28]。

この研究には、飲食店などで加熱式たばこを使えるようにするための根拠を作るという意図がみてとれます。実際、日本の改正健康増進法および東京都の受動喫煙防止条例では、加熱式たばこは、たばこ産業の意向に沿う形で、飲食可能な場所での使用が認められました

（第3部3章の表3－5参照）。

２０１８年7月に報道発表された別の臨床試験の結果は、従来型のたばこからｉＱＯＳに切り替えた場合に、病気と関係している検査値に改善がみられた、というものでした。[29] この研究には、加熱式たばこで「ハーム・リダクション」が可能であることを示す意図がみてとれます。これらの報道発表はいずれも自社研究の中間報告のような形で、正式な報告書や専門家の査読を経た学術論文ではありません。研究成果は専門家の査読のある学術誌に採択されて初めて公表するのが科学の世界のルールです。そのプロセスを経ずにこれらの報道発表が行われたのは、加熱式たばこの安全性を世間にアピールする目的があったと考えられます。

これらの研究には多くの医師や研究者が参加しており、当然ながら彼らにフィリップ・モリス社から研究資金が提供されています。研究者にとっても、研究機関にとっても、研究資金の獲得は年々厳しくなっています。もちろん多くの研究者はたばこ産業からは独立した科学的判断をしているはずですが、善意の研究者が利用され、翻弄されたのが受動喫煙の歴史です。研究者には、たばこ産業から資金援助を受けることについて慎重な態度が求められます。

研究者側のささやかな抵抗——学術誌のたばこ産業排除

札束で研究者を買うようなたばこ産業のやり方に対して、研究者側もささやかな抵抗を試みています。2013年、英国の権威ある医学雑誌であるブリティッシュ・メディカル・ジャーナル[*22]（BMJ）は、たばこ産業から資金提供を受けた研究を、投稿論文として受け付けないという決定を下しました。この決定は、たばこ産業が出資した研究論文は門前払いするというものです。

BMJはこの問題を10年以上前にも議論し、そのときは投稿論文を受け付けない決定を見送った経緯がありました。当時決定を見送った背景には、公開で議論する機会を設けるのが科学の大原則で、たとえ人の命を奪う製品を作っている企業であっても、議論の場から排除するのは科学的態度ではないという考えに基づいていました。しかし、その後たばこ産業の内部文書の分析などにより、公開の議論や透明性の確保という手法ではたばこ産業の不正を防ぐことはできないことが明らかになり、BMJはたばこ産業を排除するしかないという決定に踏み切ったのです。

同じような決定を国内外の多くの学術雑誌がしています。米国のハーバード大学など、世界的に有名な公衆衛生系の大学も、今回フィリップ・モリス社が設立した財団を名指しして、そこからの研究費は受け取らない、という共同声明を出しました。

もちろん、たばこ産業から金銭を受け取らないことでたばこ産業のコントロールができるかというとそう単純ではありません。現状において、すべての雑誌や大学がたばこ産業を排除しているわけではありません。先に紹介したフィリップ・モリス社の臨床試験のように、たばこ産業からの研究費を受け取る研究者や機関と、その成果を掲載する雑誌が一つでもあれば、たばこ産業の「科学」活動は可能です。学術界が特定の産業を排除することで、かえって透明性が失われるという問題もありますし、製薬企業とたばこ産業との間に資本関係がある場合など、たばこ産業との線引きが難しいこともあります。[*23]

研究費だけでなく、たばこ産業側はさまざまな方法で研究者や医療者の取り込みをはかっています。日本たばこ産業（ＪＴ）は、大学生に奨学金を出す財団を設立し、入学金、授業料、月額奨学金を支給しています。この奨学金制度は、全国の有名公立進学校の生徒、または全国の国公立大学への進学者が対象となっており、将来社会的に高い立場につきそうな学生を取り込む意図がみてとれます（全学部対象なので医学部や薬学部も対象になります）。

ＢＭＪなどの学術誌やハーバード大学などの公衆衛生系大学がたばこ産業からの研究費を受け取らないという決定を行ったのは、それによってたばこ産業の行動をコントロールするためだけでなく、たばこ産業との関係に一つの区切りを設けることで、たばこ産業のこれまでの所業について問題提起をする目的もあります。

たばこ規制派のジレンマ

日本のたばこ対策は、欧米諸国はもちろん、韓国、台湾、タイ、シンガポールなど、アジアの国や地域と比べても大きく後れをとっています。第1部で紹介したように、禁煙治療薬は保険適用されてたばこより安く利用できますが、禁煙を試みる喫煙者の大部分はいまだ自力にたよっています。

第2部で紹介したように、受動喫煙防止の法制化は「改正健康増進法」として一応形になったものの、面積基準で後退をよぎなくされてしまいました。たばこ製品の警告表示は文字だけで目立たず、たばこの実質的な広告・宣伝はコンビニのディスプレイなどで堂々と行われています。

これらの背景に、たばこ産業の巨額な資本と「たばこ事業法」を中心とした社会構造があることは第3部でみてきたとおりです。たばこ規制派の間には、これまでのやり方では日本のたばこ対策を大幅に前進させることは難しいのではないかという悲観論があります。そんな中登場したのが新型たばこであり、「ハーム・リダクション」です。たばこのリスクをゼ口にすることはできなくても、減らすことができるかもしれない、この考え方は、日本のたばこ対策に行き詰まりを感じている関係者にとって、禁断の果実のような魅力をもっています。

一方、たばこ産業のこれまでの所業を知る人にとって、たばこ産業が主導する「ハーム・リダクション」は決して信用できるものではありません。たばこ規制派は長い時間をかけて、たばこ産業が作りあげた「たばこ＝かっこいい」という価値観を、「たばこ＝害である」という社会規範に変えてきました。その甲斐あって、男性の喫煙率や未成年者の喫煙率は着実に下がっています。

しかし、加熱式たばこや電子たばこは、この価値観をもう一度ひっくり返そうとしています。銀座や原宿の加熱式たばこのショップは、化粧品やスマホのショップかと見間違えるようなおしゃれなデザインで、加熱式たばこを体験したり、ドリンクやフードと一緒に楽しめるラウンジのような空間まであります。音楽フェスなどの会場にも加熱式たばこのブースが出展して販売促進活動をしており、多くの若い人がそれを「たばこ製品」だと知らずに手にとっています。たばこ産業は、加熱式たばこをまったく新しい「体験」としてアピールすることで、新しい世代の需要を掘り起こそうとしているのです。

では、たばこ産業が主導する「ハーム・リダクション」にストレートに反対すればうまくいくかというとそう単純ではありません。たばこ産業は、「ハーム・リダクション」という一見現実的ともとれる提案をして、たばこ規制派に歩み寄るかのように振る舞っています（先に紹介したフィリップ・モリス社の財団はその典型例です）。そんな中、たばこ規制派が「たばこ＝害」という原則論に固執し、これまでどおり「たばこ撲滅」を声高に叫び続けることは、柔軟性を欠く態度だとの印象を与える恐れがあります。これは、たばこ対策を原理主義やファシズムと批判するたばこ擁護派にとって非常に都合がよいことです。

「予防原則」が大事

リスク管理の用語で「予防原則」という言葉があります。化学物質や遺伝子組換えなど、新しい技術に対して、まだ科学的な証拠が十分でない状況でも、リスクがあるものとみなして、規制を可能にする制度や考え方です。「予防原則」は、過度な開発から環境を守るという観点で提唱された概念で、ことわざの「転ばぬ先の杖」にたとえられることがあります。

一方、「羹《あつもの》に懲りて膾《なます》を吹く」ということわざにもあるとおり、「疑わしいものはすべて禁止」という極端な規制につながる弊害もあります。実際、いわゆる「環境ホルモン」（内分泌かく乱物質）のように、大騒ぎになったのに実はリスクがほとんどなかったと後で判明した例もあります。[30]

しかし、加熱式たばこは技術としては新しいものですが、たばこの葉を原料としたたばこ製品であり、発がん物質などの有害成分が含まれていることも科学的に明らかです。そういう意味で、加熱式たばこは未知のリスクでは決してありません。このような場合には、「予防原則」がきわめて合理的な選択肢となります。

受動喫煙の場合、1981年に日本の平山雄によって健康被害が報告されてから、受動喫煙防止の法制化まで（2020年施行）、実に40年近くかかっています。たばこ産業が加熱式たばこで攻勢をかけてきている今こそ、受動喫煙の過ちを繰り返すかどうかの正念場に立たされているといえるのです。

予防原則で海軍を救った男

とかく対策が後手に回りがちな日本ですが、予防原則で命を救った例があります。明治時代、「麦飯男爵」と呼ばれた海軍軍医総監、高木兼寛《たかきかねひろ》です。[31]

当時の日本軍では、脚気《かっけ》という病気で何万人もの兵士が亡くなっていました。脚気の原因について細菌説と栄養説とで科学的結論が出ない中、栄養説を信じる高木は一世一代の賭けにでます。遠洋航海にでる軍艦の食事を米食からパン食に代えたのです（これは実質的に人体実験でした）。その結果、乗組員からは一人も脚気死亡者がでませんでした。この成功を受けて、海軍では白米から麦飯に食事が変更され、脚気患者が激減しました。

これに対して陸軍は、兵士から人気のあった白米を採用し続け、脚気による大量の犠牲者をだし続けました。当時陸軍の軍医総監だったのは森林太郎で（文豪で有名な森鷗外その人です）、彼は細菌説を信じていたといわれています。脚気の原因がビタミンＢ１不足だと日本で確定的になったのは１９２０年ごろ、高木が海軍での食事改善を行ったのが１８８５年ごろです。彼は、脚気の原因が科学的に明らかになる35年前に、その予防に成功したのです。

のちに高木は、「脚気の予防が確立されたからには、それ以上原因について研究する必要はあるまい」と語ったといわれています。この言葉は、たばこ産業が繰り返してきた「たばこの害は証明されていない、さらなる研究が必要である」という主張とまったく対照的です。予防原則にたってアクションをおこすことで命を救えることを、高木の行動は雄弁に物語っています。

予防原則の海外の事例では、井戸のポンプを使えなくしてコレラの大流行をとめたジョン・スノウのエピソードも有名です。[32] 実際は、ポンプの取っ手がはずされたのはコレラの流行が収まりつつあった時期でやや遅すぎたようですが、彼のとった行動を手本として、コレラの流行を飲み水の衛生管理で防ぐことが可能になりました。これも、ドイツの細菌学者コッホがコレラの原因となる菌を発見する30年も前のことです。[*24]

今日、高木が行ったような人体実験は研究倫理上行うことができなくなっています。ある集団に加熱式たばこを10年間使わせて健康への影響を調べるような研究は、たとえ対象者の同意が得られたとしても、倫理的に許されることはないでしょう。それは、加熱式たばこが発がん物質を含み、人体に悪影響を及ぼす可能性が高いことが、現在の科学的知見から十分推察できるからです。高木の実験は、半年間の航海で脚気死亡者ゼロという非常にクリアな結果でしたが、加熱式たばこについてそのようなわかりやすい結果を短期間で得るのは困難です。だからこそ、科学的に厳密な証明がされていない段階でも、その時点で手に入る証拠に基づいて知恵を絞り、「予防原則」に基づいてアクションを起こすことが大事なのです。

予防は報われない仕事

脚気のビタミンB1、コレラ菌、いずれも原因を「発見」した人物はのちに高く評価され、教科書にもよく登場します。一方、原因がわかる前に予防に成功した人物はあまり注目されません。栄養素や菌、ウイルスは、顕微鏡などの技術を使えば目でみることができますが、予防で救われた人を実際に目にすることはできません。その予防法がなかった場合にその人が病気になっていたかどうかは誰にもわからないからです。

同じように、病気の予防より治療をした人のほうが高く評価される傾向にあります。病気になった人が治る姿は誰の眼にも明らかだからです。そういう意味で、予防というのはどうしても花形にはなりにくい仕事なのです。

よく使われるブラック・ジョークで、国民にたばこを配って病気になった人を治療してあげればみんなハッピーだ、というものがあります（戦時中は実際にこれに近いことが行われていました）。医師も患者のたばこやお酒についてとやかくいわずに治療に専念していれば、感謝されるだけで恨まれることはないのかもしれません。しかし、現実に多くの医療者がたばこをやめるようすすめ、禁煙のサポートに尽力しているのは、たばこと因果関係がある病気で多くの人が自分や家族の人生を狂わせてきた姿を目にしているからです（第1部参照）。加熱式たばこについて予防原則を強調するのも、紙巻たばこで繰り返されてきた悲劇を繰り返したくない思いからなのです。

正解のない問題にどう対峙するか

第3部では、たばこをめぐる社会的側面について紹介してきました。たばこの背景にある法律や社会の仕組みを知ることで、たばこが個人の問題というよりむしろ、社会の構造やシステムの問題であることがわかります。路上の喫煙や飲食店の喫煙をめぐって、今でも個人的な争いやネットでの炎上騒ぎがあります。これは、いわば社会全体の問題を個人が肩代わりしている状況で、非常に不幸なことです。極端な主張で争い合うことがたばこ産業のマナー戦略にとって都合がよいこともすでに述べたとおりです。もし個人の問題があるとすれば、たばこが社会の仕組みの問題であることを喫煙者、非喫煙者がともに認識することでしょう。

能動喫煙であれ、受動喫煙であれ、健康被害は科学的に明らかです。たばこの健康被害を減らすための対策も科学的根拠に基づいて用意されています。一方において、個人としての喫煙には依存性や自我の問題があり、社会全体としてもたばこの税収や広告費に依存している側面があります。誰かの権利を守るためには、誰かの利益を犠牲にしなければなりません。

新型たばこの登場によって、たばこのイメージ、健康影響の評価、ルールづくり、すべてにかつてない変化が生じています。たばこ産業は今後も新しい製品を登場させ、従来のやり方では科学的な評価をすることが困難になるでしょう。

今後、私たちはこれまでにないスピード感でたばことどうつきあっていくかを決めなければなりません。社会として、たばこをどう扱うべきか、すべての人が同意できる答えはありません。このような混沌とした状況の中、やはり私は一人の研究者として、科学に基づく意思決定の大切さを強調したいと思います。

日本のたばこ対策はいまだ科学的根拠に基づくものとはほど遠く、改正健康増進法でも科学の力で政治を大きく変えることはできませんでした。しかし、50年以上にわたる歴史の中で、たばこの健康被害を明らかにしてきたのは科学です。たばこ産業がプロパガンダに利用してきたのも科学ですし、その不正を明らかにし、修正してきたのも科学です。国家予算規模の産業の歴史に科学がこれだけ深く関与してきたことは、科学の力がいかに大きいかを示しているといえるでしょう。

科学的評価にはどうしても一定の時間がかかり、政治やメディアのスピードには追いつけないことも多々あります。ただ、科学をないがしろにした行動は、のちに正される運命にあることをたばこの歴史は物語っています。科学は人々の合意を得るための知恵であり、人々の生命を守るための術です。たばこのこれからを考えるとき、一人でも多くの人が科学的な視点をもつことで、不毛な対立を避け、よりよい着地点が見出せると私は信じています。

おわりに

毒にも薬にもなる。
そういうものが好きだ。
大事なのは「毒」と「薬」その両方が含まれていること。

これは、落合裕介さんの『うなぎ鬼』という漫画のあとがきで述べられた言葉です。本書の執筆をとおして、たばこはまさに毒と薬の両方が含まれているものなのだなと改めて感じています。もちろん医学的にはほぼ「毒」でしかないわけですが、産業や税収という面でたばこは社会にとって「薬」として（あるいは必要悪として）機能してきました。

人は何かに依存して生きていますし、社会に存在しているものは、少なからず矛盾をはらんでいます。その矛盾をすべて取り払ってしまったら、無味乾燥な世界しか残らないかもしれません。しかし、社会の矛盾は往々にして、誰かの命や生活を犠牲にして、誰かを利するように働いています。個人であれ、社会であれ、矛盾や不合理をそのまま受け入れるのではなく、よりよいものに少しでも変えていく姿勢が大事なのではないか、そういう思いで本書を書くにいたりました。

健康増進法の改正論議に間に合えばよかったのですが、自身の決断と筆の遅さとでそれはかないませんでした。ややタイミング遅れにはなってしまいましたが、本書がこれからのたばこ対策はもちろん、読んでいただいた方一人一人の考えや人生に少しでも変化をもたらすものになれば、著者としてこれほどうれしいことはありません。

本書の執筆にあたり、多くの方々のご協力をいただきました。帝京大学の矢野栄二先生には貴重な資料のご提供をいただきました。産業医科大学の欅田《くぬぎた》尚樹先生には実験研究および加熱式たばこの情報をいただきました。総合研究大学院大学の飯田香穂里先生にはたばこ産業の内部文書についてご助言をいただきました。東京大学大学院のファン・シーランさん、リョン・ジーヤンさん、イタリア・マリオ・ネグリ研究所のシルバノ・ガルス先生、国際がん研究機関（IARC）のイサベル・ソージョマタラム先生、韓国ソウル国立大学のパク・スーキョン先生には海外のたばこ規制について情報提供をしていただきました。国立国際医療研究センターの増田英明氏には広告データについてご助言をいただきました。大阪医科大学の伊藤ゆり先生には禁煙飲食店の検索サイトについて情報をいただきました。弁護士の岡本光樹先生にはたばこ訴訟の情報をいただきました。鳥越俊太郎氏には本書の推薦文を快く引き受けていただきました。氏は、キャンサー・ソリューションズ株式会社の桜井なおみさんにご紹介をいただきました。二階堂尚氏と渡邉大介氏には、本書の企画を逡巡する私の背中を押していただきました。最後に、日本評論社の佐藤大器氏には、本書の企画から出版まで、慣れない私をずっと支えていただきました。その他、ご協力をいただいたすべての方々にこの場を借りてお礼申し上げます。

本書の執筆は、私個人のものというより、日本のたばこ研究とたばこ対策を牽引してこられた多くの先輩方の力をお借りしたものです。大阪大学大学院の祖父江友孝先生、公益社団法人地域医療振興協会の中村正和先生、日本対がん協会の望月友美子先生、大阪国際がんセンターの大島明先生、愛知県がんセンターの富永祐民《すけたみ》先生、ほかすべての方々に心よりお礼申し上げます。

本書でも登場する故リチャード・ドール卿と、故平山雄先生のお二人が、もし今の世の中をご覧になったらどんな感想をもつだろうか、そんな妄想をしながら筆をおきたいと思います。

2019年　1月21日　片野田耕太

●注と参考文献

URL は2019年 2 月15日にアクセス確認済

●第 1 部

＊1　たばこの健康影響を疑問視する彼の著書『たばこ・ストレス・性格のどれが健康を害するか』(1993、星和書店）は日本たばこ産業などの出資する喫煙科学研究財団が翻訳して出版しています。

＊2　喫煙者が吐く息には一酸化炭素が多く含まれるため、たばこを吸っているかどうかを調べる指標としても使われています。

［1］ Clin Pharmacol Ther, 2006. 80(3): p. 282-97.

［2］ PLoS One, 2017. 12(5): p. e0178435.

［3］ 喫煙と健康　喫煙の健康影響に関する検討会報告書. https://www.mhlw.go.jp/stf/shingi2/0000135586.html

［4］ Am J Public Health, 2011. 101(3): p. 411-8.

［5］ The Psychologist, 2011. 24(4): p. 318-9.

［6］ The Cigarette Papers, 1996. University of California Press: Berkeley, California, USA.

［7］ 薬剤師のためのアンチ・ドーピングガイドブック2017年版. 日本薬剤師会ほか. http://www.nichiyaku.or.jp/activities/anti-doping/about.html

［8］ Tobacco use knowledge summaries: tobacco use and dementia. World Health Organization. http://apps.who.int/iris/handle/10665/128041

［9］ The Health Consequences of Smoking - 50 Years of Progress A Report of the Surgeon General, 2014. https://www.cdc.gov/tobacco/data_statistics/sgr/50th-anniversary/index.htm

［10］ 厚生労働省の TOBACCO or HEALTH 最新たばこ情報. 公益財団法人健康･体力づくり事業財団. http://www.health-net.or.jp/tobacco/product/pd110000.html

［11］ ICD-10 精神および行動の障害――臨床記述と診断ガイドライン新訂版，融道男ほか，2005，医学書院.

［12］ 佐藤岩夫，たばこ訴訟の変容と運動のアイデンティティ，たばこ訴訟の法社会学――現代の法と裁判の解読に向けて，棚瀬孝雄編，2000, 世界思想社. p. 90-104.

［13］ 和田仁孝，たばこ訴訟言説の日常的脱構築――たばこ訴訟シンポジウムの会場から，たばこ訴訟の法社会学――現代の法と裁判の解読に向けて，棚瀬孝雄編，2000, 世界思想社. p. 124-37.

［14］ 渡辺由佳里，トランプがはじめた21世紀の南北戦争：アメリカ大統領選2016, 2017, 晶文社.

［15］ Svevo, I., La Conscience de Zeno, 1923.

[16]　望月清世，たばこ広告とタバコ・フリー・キッズ，たばこ訴訟の法社会学――現代の法と裁判の解読に向けて，棚瀬孝雄編，2000，世界思想社．p. 224-251.

●第２部

＊１　英語の学術用語としては、secondhand smoke exposure（間接たばこ煙曝露）という言葉で統一されています。受動喫煙（passive smoking）や不随意喫煙（involuntary smoking）という言葉は能動喫煙、随意喫煙の対義語ですが、喫煙者本人もニコチンへの依存があり、決して能動的、随意的に吸っているわけではない、という立場から使われなくなりました。環境たばこ煙（environmental tobacco smoke：ETS）という言葉も、たばこの煙が環境に最初から存在するかのような印象を与え、たばこ産業側がおもに使っていたこともあり使われなくなりました。

＊２　喫煙者側の強い反発の背景には、受動喫煙を問題視する動きに、たばこそのものを否定する態度を感じとったからだとも分析されています（第１部［12］）。

＊３　彼は優生学を専門にしていたこともあり、たばこ産業に肩入れした問題と合わせて、ミシガン大学では彼の名前を削除すべきという請願が出されています。https://president.umich.edu/wp-content/uploads/sites/３/2018/03/CC-Little-Building-Name-Change-Request-Final.pdf

＊４　ただし、肺がん患者から採取した細胞の組織を調べる病理学的研究は実施されていました。

＊５　この計画は、日米のたばこ産業とも情報共有されて実施されていました。内部文書には、「JT から暗黙の了解を得なければならない」との記述があります（Truth Tobacco Industry Documents, University of California San Fransisco, https://www.industrydocumentslibrary.ucsf.edu/tobacco/docs/#id=zgfg0128）。

＊６　実は、このアドルコファーもまた、ドイツたばこ産業とつながりのある科学者でした（Truth Tobacco Industry Documents, University of California San Fransisco, https://www.industrydocumentslibrary.ucsf.edu/tobacco/docs/#id=msxp0120）。

＊７　矢野と香川は「日本人配偶者研究」に関与したことで反たばこ団体から公開質問状を出され、公然と非難されました。矢野は2005年に書いた論文でこの件についても言及し、たばこ賛成派、反対派を問わず科学的発見の歪曲が正されることの大切さを訴えています（帝京大学への公開質問状。https://blog.goo.ne.jp/notobaccoday/e/56ceda83e6bcffb23be59e4c3cb799af；たばこ問題情報センター。http://ebn-ph.cocolog-nifty.com/blog/2008/08/post_49d3.html）（Tob Control 2005; 14: p. 227-33）。

＊8　厳密には、この決定は第1審の判決が出たときに行われました（ただしフランチャイズの店舗は適用外）。

＊9　米国の「集団訴訟」は、共通の利害を持つ者の一部が、他の者の同意を得ることなく、全員を代表して訴えを起こすことができる制度。原告は全員分の請求額の合計を請求でき、判決の効力は、直接訴えを起こさなかった者にも及びます。

＊10　受動喫煙の被害者はあくまで一般的な因果関係の立証責任が免除されただけで、個別の因果関係については引き続き立証責任を負うこととされました。

＊11　司法長官：行政機関の法務部門の長で、米国の場合各州にそれぞれの司法長官がおり、多くの州では選挙で選ばれます。

＊12　たばこ会社のスキャンダルは1999年アル・パチーノ主演の映画『インサイダー』で描かれています。

＊13　ただし、同執務室には1995年10月に換気扇が設置され、喫煙はその付近でするルールに変更されました。

＊14　これらの審議会の委員の人選などにもたばこ産業が介入したことが指摘されています（Tob Control, 27, 2018, e3-e11）。

＊15　これに対しては、公害の認定では疫学的な因果関係だけで損害賠償請求が認められている、複数の原因があったとしても交通事故のように過失割合の考え方で処理することが可能、という反論が可能です。

＊16　実際は、この和解の後たばこ会社はたばこの値上げを実施しています。そういう意味で、巨額の賠償金は実質的に喫煙者に転嫁されており、たばこ会社が和解を受け入れた背景には、値上げしても売れるという見込みがあったということになります。

＊17　たばこの依存性を考えると、能動喫煙でも喫煙者本人にすべての責任があるとは言い切れない部分があります。

［1］　BMJ, 1981. 282(6259): p. 183-5.

［2］　キノブックス編集部編，もうすぐ絶滅するという煙草について，2018，キノブックス．

［3］　Int J Epidemiol, 2007. 36(5): p. 1048-59.

［4］　BMJ, 1997. 315(7114): p. 980-8.

［5］　J Epidemiol, 1997. 7(4): p. 205-9.

［6］　Jpn J Clin Oncol, 2016. 46(10): p. 942-951.

［7］　IARC Monographs on the Evaluation of Carcinogenic Risks to Humans, Volume 83: Tobacco smoke and involuntary smoking. 2004, World Health Organization International Agency for Research on Cancer: Lyon.

［8］　The health consequences of involuntary exposure to tobacco smoke. A report of the surgeon general. 2006. https://www.cdc.gov/tobacco/data_statistics/sgr/2006/index.htm

［9］ 喫煙と健康　喫煙の健康影響に関する検討会報告書．https://www.mhlw.go.jp/stf/shingi2/0000135586.html
［10］ たばこ対策等に関するJTの考え方・コメント．JT（日本たばこ産業）．https://www.jti.co.jp/tobacco/responsibilities/opinion/index.html
［11］ 喫煙と健康に関するJTの考え方　能動喫煙．JT（日本たばこ産業）．https://www.jti.co.jp/tobacco/responsibilities/guidelines/responsibility/health/index.html
［12］ 環境中たばこ煙．JT（日本たばこ産業）．https://www.jti.co.jp/tobacco/responsibilities/guidelines/responsibility/smoke/index.html
［13］ 岡本勝，アメリカにおけるタバコ戦争の軌跡　文化と健康をめぐる論争，2016，ミネルヴァ書房．
［14］ Truth Tobacco Industry Documents, University of California San Fransisco. https://www.industrydocumentslibrary.ucsf.edu/tobacco/docs/#id=pzdy0050
［15］ Truth Tobacco Industry Documents, University of California San Fransisco. https://www.industrydocumentslibrary.ucsf.edu/tobacco/docs/#id=pmbf0048
［16］ Bending Science: How Special Interests Corrupt Public Health Research. 2012, Cambridge, MA, USA: Harvard University Press.
［17］ J Health Polit Policy Law, 1996. 21(3): p. 515-42.
［18］ Tob Control, 2018. 27: p. e3-e11.（https://tobaccocontrol.bmj.com/content/tobaccocontrol/27/e1/e3/DC1/embed/inline-supplementary-material-1.pdf）
［19］ Lancet, 2004. 363(9423): p. 1820-4.
［20］ 喫煙と健康に関する研究運営協議会編，喫煙と健康に関する委託研究の経過と展望 昭和54年度から昭和58年度の間の研究成果と今後の研究方向，1985．
［21］ ウィリアム・ブロードほか，牧野堅治（訳），背信の科学者たち 論文捏造はなぜ繰り返されるのか，2014，講談社．
［22］ 上原善広，石の虚塔：発見と捏造、考古学に憑かれた男たち，2014，新潮社．
［23］ BMJ, 2002. 325(7377): p. 1413-6.
［24］ Truth Tobacco Industry Documents, University of California San Fransisco. https://www.industrydocumentslibrary.ucsf.edu/tobacco/docs/#id=yspc0114
［25］ Tob Control, 2005. 14(4): p. 227-33; discussion 233-5.
［26］ Truth Tobacco Industry Documents, University of California San Fransisco. https://www.industrydocumentslibrary.ucsf.edu/tobacco/docs/#id=rmpv0126
［27］ Truth Tobacco Industry Documents, University of California San Fransisco. https://www.industrydocumentslibrary.ucsf.edu/tobacco/docs/#id=tflf0200
［28］ Truth Tobacco Industry Documents, University of California San Fransisco.

https://www.industrydocumentslibrary.ucsf.edu/tobacco/docs/#id=yzxv0120
[29] Truth Tobacco Industry Documents, University of California San Fransisco. https://www.industrydocumentslibrary.ucsf.edu/tobacco/docs/#id=tspc0114
[30] Truth Tobacco Industry Documents, University of California San Fransisco. https://www.industrydocumentslibrary.ucsf.edu/tobacco/docs/#id=ptxv0120
[31] Int Arch Occup Environ Health, 1995. 67(5): p. 287-94.
[32] J Natl Cancer Inst, 1998. 90(19): p. 1440-50.
[33] Lancet, 2000. 355(9211): p. 1253-9.
[34] BMJ, 2003. 326(7398): p. 1057.
[35] BMJ USA, 2003. 3: p. 352-3.
[36] Truth Tobacco Industry Documents, University of California San Fransisco. https://www.industrydocumentslibrary.ucsf.edu/tobacco/docs/#id=nggc0088
[37] Truth Tobacco Industry Documents, University of California San Fransisco. https://www.industrydocumentslibrary.ucsf.edu/tobacco/docs/#id=yzhx0120
[38] Circulation, 1996. 94(4): p. 622-8.
[39] Environ Res, 1984. 35(1): p. 218-27.
[40] Tobacco Industry Documents, University of California San Fransisco. https://www.industrydocumentslibrary.ucsf.edu/tobacco/docs/#id=fhnb0131
[41] Truth Tobacco Industry Documents, University of California San Fransisco. https://www.industrydocumentslibrary.ucsf.edu/tobacco/
[42] Tob Control, 2004. 13 Suppl 1: p. i61-6.
[43] Truth Tobacco Industry Documents, University of California San Fransisco. https://www.industrydocumentslibrary.ucsf.edu/tobacco/docs/#id=qrjl0191
[44] Truth Tobacco Industry Documents, University of California San Fransisco. https://www.industrydocumentslibrary.ucsf.edu/tobacco/docs/#id=mzgl0001
[45] The Christian Science Monitor. https://www.csmonitor.com/1989/1020/asmok.html
[46] The Master Settlement Agreement: An Overview. Public Health Law Center. http://www.publichealthlawcenter.org/sites/default/files/resources/tclc-fs-msa-overview-2015.pdf
[47] 平成1（行ウ）99 東京地方裁判所. http://www.courts.go.jp/app/hanrei_jp/detail6?id=19080
[48] 平成3（行コ）5 名古屋地方裁判所. http://www.courts.go.jp/app/hanrei_jp/detail6?id=19030
[49] 平成11（ワ）13320 東京地方裁判所. http://www.courts.go.jp/app/hanrei_jp/detail4?id=5537
[50] 弁護士ドットコム. https://www.bengo4.com/c_5/n_8131/
[51] 平成23（ワ）14265 東京地方裁判所. http://www.courts.go.jp/app/hanrei_

jp/detail6?id=84272
[52] 伊佐山芳郎，日本におけるたばこ病訴訟の展開，たばこ訴訟の法社会学——現代の法と裁判の解読に向けて，棚瀬孝雄編，2000，世界思想社．p. 65-84.
[53] 平成10（ワ）10379 東京地方裁判所，http://www.courts.go.jp/app/hanrei_jp/detail4?id=5623
[54] 法政論叢，2013. 50(1): p. 1-32.
[55] アメリカたばこ訴訟の展開，たばこ訴訟の法社会学——現代の法と裁判の解読に向けて，棚瀬孝雄編，2000, 世界思想社．p. 23-60.

●第3部

＊1 ただし、たばこ対策のために条約を作るというアイディア自体は1970年代からあったものです（たばこの規制に関する世界保健機関枠組条約の歴史：国立がん研究センター（https://www.ncc.go.jp/jp/cis/divisions/tobacco_policy/project/fctc/FCTC_History.pdf）。

＊2 日本でも兵庫県で「受動喫煙の防止等に関する条例」が施行された前後で心臓病の入院件数を比較した研究があり、全面禁煙の実施率が高い神戸市で統計学的に意味のある減少が観察されています（Circ J 2016; 80: 2528-2532）。

＊3 ここでの「フリー」は「自由」という意味ではなく「〜がない」という意味で、「バリアフリー」＝バリア（障壁）がない、と同じ使い方です。

＊4 ただし、どちらの条例も飲食店などサービス産業では喫煙可能な場所が多く残っており、国際基準に沿ったものではありません。

＊5 厳密には、最初の2回が「厚生省編」、3回目、4回目は「検討会報告書」の形。

＊6 ただし、喫煙専用室であっても清掃員の受動喫煙の問題は残ります。

＊7 議員連盟は議員が何らかの目的で組織する集団。議会運営上の公式なものではなく、特定の業界とのつながりがあるものもあれば、クラブ活動的なものもあります。

＊8 正式名称は「東京オリンピック・パラリンピックに向けて受動喫煙防止法を実現する議員連盟」。

＊9 公明党は受動喫煙防止のためのたばこ規制に賛成の立場で、党の会合などでは幹事長が厚生労働省案に賛成の意思を表明していました（報道はほとんどされていません）。国政では自民党と連立を組んでいますが、東京都政では「都民ファーストの会」と連立を組むねじれ状態となりました。

＊10 反対派の4団体、賛成派の医師会はとも東京都の条例についても署名活動を行い、反対派177,697筆、賛成派196,458筆を東京都知事に提出しています。

＊11 当然のことですが、完全禁煙の店でも普通に収益をあげている飲食店は数多くあります。最近では以下の例のように禁煙のお店を探せる検索サイト

も充実してきています。

・「ケムラン」（https://quemlin.com/）〜口コミ参加型。研究者が運営している異色のサイト

・「スマートミール」（http://smartmeal.jp/smartmealkijun.html）〜学術団体系

ほかにも「フレッシュダイニング（https：//fresh-dining.jp/）」、「禁煙スタイル（http：//www.kinen-style.com/）」ほか、子連れOKのお店検索サイトや自治体の認証制度などがあります（加熱式たばこの扱いなどは各サイトで異なります）。

*12　実際は、たばこは国民を早死にさせるだけでなくさまざまな病気を引き起こしますので、医療費や労働力損失など社会コストの合計は税収に匹敵するほど大きくなります。もっとも、たばこ対策は国民の命と健康を守るために行うべきもので、仮にたばこの経済損失より税収が多かったとしても、国民の命を犠牲にして税収を確保するというのはおかしな話です。

*13　「日本たばこ産業株式会社法」に規定されています。

*14　このレポートは実際の売上げを調べたものではなく、アンケート調査（しかも回答率が低い）で売上げ予想を調べただけのものです。

*15　売上げが下がるという研究結果は、主にたばこ産業の資金で行われた研究によることも示されています（Tob Control 2003; 12: 13-20）。

*16　たばこの専売制は日本固有のものではなく、中国、韓国、フランス、スペインなどでも同様の制度がありました。市場の自由化にともなって民営化と市場開放が進み、現在専売制が残っているのは日本、中国、タイなど少数になりつつあります。タイのように専売制の下でたばこ対策が進んでいる国もあり、必ずしも専売制がたばこ対策の障壁になるとは限りません。

*17　現在でもたばこの販売には学校からの距離など一定の制限が課せられていますが、これをもっと厳しくするという意味です。

*18　スウェーデンなど北欧諸国はあくまで例外で、ほとんどのEU諸国ではスヌースを含む口腔用無煙たばこの販売が禁止されています。

*19　「電気加熱式たばこ」と呼ばれることもあります。

*20　ごく微量の有害物質で健康被害が生じる場合、有害物質の量が多少減っても健康被害が生じることに変わりはありません。

*21　iQOSは“I Quit Ordinary Smoking”（私は普通のたばこをやめる）の頭文字をとって命名されたといわれています。

*22　受動喫煙と肺がんに関する平山論文を掲載した雑誌です（第2部1章参照）。

*23　たばこの規制には製造者だけが入手可能な情報が必要な部分もあり、たばこ産業を排除することによってその検証が困難になるという問題もあります。

*24　コレラ菌はコッホより前にイタリア人医師フィリッポ・パチーニが発見し

ていましたが、広くは知られていませんでした。

［1］ Am J Public Health, 2008. 98(9): p. 1630-42.

［2］ Report of the Committee of Experts on Tobacco Industry Documents. http://www.who.int/tobacco/publications/industry/who_inquiry/en/

［3］ たばこの規制に関する世界保健機関枠組条約：外務省（https://www.mofa.go.jp/mofaj/gaiko/treaty/treaty159_17.html）.

［4］ ASHRAE Position Document on Environmental Tobacco Smoke (Reaffirmed on June 29, 2016). https://www.ashrae.org/File%20Library/About/Position%20Documents/ASHRAE_PD_Environmental_Tobacco_Smoke_2016.pdf

［5］ 千代田区生活環境条例のあらまし．千代田区．Available from: https://www.city.chiyoda.lg.jp/koho/machizukuri/sekatsu/jore/aramashi.html

［6］ 路上喫煙禁止条例等に対する当社の考え方．JT（日本たばこ産業）．https://www.jti.co.jp/tobacco/responsibilities/opinion/on_the_road_smoking/index.html

［7］ J Epidemiol, 2015. 25(7): p. 496-504.

［8］ 喫煙と健康　喫煙の健康影響に関する検討会報告書．https://www.mhlw.go.jp/stf/shingi2/0000135586.html

［9］ PLoS Med, 2012. 9 (6): p. e1001248.

［10］ 有価証券報告書．日本たばこ産業株式会社．https://www.jti.co.jp/investors/library/securities_report/pdf/20180327_06.pdf

［11］ 退職公務員等の状況について．日本たばこ産業株式会社．https://www.jti.co.jp/corporate/outline/officer/01/index.html

［12］ 雑誌広告出稿量（段）上位100社ランキング（2017年1月～12月）．エム・アール・エス広告調査株式会社．https://mrs-ads.com/annual-ranking-2017/

［13］ 株式会社富士経済．https://www.fuji-keizai.co.jp/market/17021.html

［14］ IARC Handbooks of Cancer Prevention in Tobacco Control, Volume 13. http://apps.who.int/bookorders/anglais/detart1.jsp?codlan=1&codcol=76&codcch=29

［15］ Kessler, D., A Question of Intent A great American Battle with a Deadly Industry. 2001, Public Affairs.

［16］ Using e-cigarettes to stop smoking. National Health Serivics. https://www.nhs.uk/live-well/quit-smoking/using-e-cigarettes-to-stop-smoking/

［17］ 田淵貴大，新型タバコの本当のリスク アイコス，グロー，プルーム・テックの科学，2019，内外出版社．

［18］ Heated tobacco products (HTPs) information sheet. World Health Organization. http://apps.who.int/iris/bitstream/handle/10665/272875/

WHO-NMH-PND-17.6-eng.pdf?ua= 1
[19] JAMA Intern Med, 2017. 177(7): p. 1050-1052.
[20] J UOEH, 2017. 39(3): p. 201-207.
[21] Tob Control, 2019. 28(1): 34-41.
[22] Tob Control, 2007. 16(4): p. 275-9.
[23] Tob Control, 1999. 8 (4): p. 433-7.
[24] Tob Control, 2002. 11 Suppl 1 : p. I18-31.
[25] Lancet, 2006. 367(9512): p. 781-7.
[26] 厚生労働省の TOBACCO OR HEALTH 低タールたばこ．公益財団法人健康・体力づくり財団．http://www.health-net.or.jp/tobacco/risk/rs150000.html
[27] WHO Statement on Philip Morris funded Foundation for a Smoke-Free World. https://www.who.int/news-room/detail/28-09-2017-who-statement-on-philip-morris-funded-foundation-for-a-smoke-free-world
[28] IQOS エアロゾルの受動曝露に関する臨床試験結果．https://www.pmi.com/markets/japan/ja/news/details/IQOS-clinical-study-results
[29] 加熱式たばこ IQOS に関する最新臨床試験結果．https://www.pmi.com/markets/japan/ja/news/details/20180718_ERSresults
[30] 西川洋三，環境ホルモン——人心を「攪乱」した物質（シリーズ・地球と人間の環境を考える），2003, 日本評論社．
[31] 倉迫一朝，病気を診ずして病人を診よ——麦飯男爵 高木兼寛の生涯，1999, 鉱脈社．
[32] サンドラ・ヘンペル，杉森裕樹ほか（訳），医学探偵ジョン・スノウ——コレラとブロード・ストリートの井戸の謎，2009, 日本評論社．

片野田耕太（かたのだ・こうた）

1970年、大阪生まれ。東京大学法学部を卒業後、同大学院医学系研究科に進学、脳科学の研究を行う。2002年博士課程修了後、国立健康・栄養研究所研究員として、健康・栄養調査の分析など、社会医学系の研究に従事。

2005年より国立がん研究センター（旧国立がんセンター）研究員となり、たばこの健康影響とがんの統計の分野の研究に携わる。2017年より、がん統計・総合解析研究部長として、たばこ対策、がんの統計、がん教育など幅広い分野での研究活動を行っている。

2016年には厚生労働省「喫煙の健康影響に関する検討会報告書」（いわゆる「たばこ白書」）を編集責任者としてとりまとめた。

主な著書に『がん・統計白書2012――データに基づくがん対策のために』（祖父江友孝、片野田耕太ほか編、篠原出版新社）がある。

本《ほん》当《とう》のたばこの話《はなし》をしよう
毒《どく》なのか薬《くすり》なのか

2019年6月15日　第1版第1刷発行
2021年5月10日　第1版第3刷発行

著　者　片野田耕太

発行所　株式会社日本評論社
〒170-8474 東京都豊島区南大塚3-12-4
電話（03）3987-8621［販売］
（03）3987-8599［編集］

印　刷　精文堂印刷

製　本　難波製本

ブックデザイン　原田恵都子（Harada+Harada）

 ISBN978-4-535-58730-4